国家出版基金项目
NATIONAL PUBLICATION FOUNDATION

Academic Research Series of Famous
Doctors of Traditional Chinese
Medicine through the Ages

"十三五"国家重点图书出版规划项目

中医历代名家学术研究丛书

主编 潘桂娟

文颖娟 姚远友 编著

黄宫绣

U0308882

全国百佳图书出版单位
中国中医药出版社
·北 京·

图书在版编目（CIP）数据

中医历代名家学术研究丛书. 黄宫绣 / 潘桂娟主编；
文颖娟，姚远友编著. —北京：中国中医药出版社，
2021.12
ISBN 978-7-5132-6708-3

Ⅰ.①中…　Ⅱ.①潘…　②文…　③姚…　Ⅲ.①中医临
床—经验—中国—清代　Ⅳ.① R249.1

中国版本图书馆 CIP 数据核字（2021）第 007774 号

中国中医药出版社出版
北京经济技术开发区科创十三街 31 号院二区 8 号楼
邮政编码　100176
传真　010-64405721
河北品睿印刷有限公司印刷
各地新华书店经销

开本 880×1230　1/32　印张 5.25　字数 132 千字
2021 年 12 月第 1 版　2021 年 12 月第 1 次印刷
书号　ISBN 978-7-5132-6708-3

定价　49.00 元
网址　www.cptcm.com

服 务 热 线　010-64405510
购 书 热 线　010-89535836
侵 权 打 假　010-64405753

微信服务号　**zgzyycbs**
微商城网址　**https://kdt.im/LIdUGr**
官 方 微 博　**http://e.weibo.com/cptcm**
天猫旗舰店网址　**https://zgzyycbs.tmall.com**

如有印装质量问题请与本社出版部联系（010-64405510）
版权专有　侵权必究

项目来源及国家重点图书出版计划

2005 年国家重点基础研究发展计划（973 计划）课题"中医学理论体系框架结构与内涵研究"（编号：2005CB532503）

2009 年科技部基础性工作专项重点项目"中医药古籍与方志的文献整理"（编号：2009FY120300）子课题"古代医家学术思想与诊疗经验研究"

2013 年国家重点基础研究发展计划（973 计划）项目"中医理论体系框架结构研究"（编号：2013CB532000）

国家中医药管理局重点研究室"中医理论体系结构与内涵研究室"建设规划

"十三五"国家重点图书、音像、电子出版物出版规划（医药卫生）

2021 年度国家出版基金资助项目

前言

中医理论肇始于《黄帝内经》《难经》，本草学探源于《神农本草经》，辨证论治及方剂学发轫于《伤寒杂病论》。在此基础上，历代医家结合自身的思考与实践，提出独具特色的真知灼见，不断革故鼎新，充实完善，使得中医药学具有系统的知识体系结构、丰富的原创理论内涵、显著的临床诊治疗效、深邃的中国哲学背景和特有的话语表达方式。历代医家本身就是"活"的学术载体，他们刻意研精，探微索隐，华叶递荣，日新其用。因此，中医药学发展的历史进程，始终呈现出一派继承不泥古、发扬不离宗的繁荣景象。

中国中医科学院中医基础理论研究所，自2008年起相继依托2005年国家重点基础研究发展计划（973计划）课题"中医学理论体系框架结构与内涵研究"、2009年科技部基础性工作专项重点项目"中医药古籍与方志的文献整理"子课题"古代医家学术思想与诊疗经验研究"、2013年国家重点基础研究发展计划（973计划）项目"中医理论体系框架结构研究"，以及国家中医药管理局重点研究室（中医理论体系结构与内涵研究室）建设规划，联合北京中医药大学等16所高等院校及科研和医疗机构的专家、学者，选取历代具有代表性或学术特色突出的医家，系统地阐释与解析其学术思想和诊疗经验，旨在发掘与传承、丰富与完善中医理论，为提升中医师临床实践能力和水平提供参考和借鉴。本套丛书即是由此系列研究阶段性成果总结而成。

综观历史，凡能称之为"大医"者，大都博览群书，学问淹博赅洽，集百家之言，成一家之长。因此，我们以每位医家的内容独立成书，尽可能尊重原著，进行总结、提炼和阐发。本丛书的另一个特点是，将医家特色学术观点与临床实践相印证，尽可能选择一些典型医案，用以说明理论的实践价值，便于临床施用。本丛书列选"'十三五'国家重点图书、音像、电子出版物出版规划""医药卫生"类项目，收载民国及以前共102名医家。第一批61个分册，已于2017年出版。第二批41个分册，申报2021年国家出版基金项目已获批准，出版在即。

丛书各分册作者，有中医基础和临床学科的资深专家、国家及行业重点学科带头人，也有中青年骨干教师、科研人员和临床医师中的学术骨干，来自全国高等中医药院校、科研机构和临床单位。从学科分布来看，涉及中医基础理论、中医各家学说、中医医史文献、中医经典及中医临床基础、中医临床各学科。全体作者以对中医药事业的拳拳之心，共同努力和无私奉献，历经数年完成了这份艰巨的工作，以实际行动切实履行了"继承好、发展好、利用好"中医药的重大使命。

在完成上述科研项目及丛书撰写、统稿与审订的过程中，研究团队暨编委会和审订委员会全体成员精益求精之心始终如一。在上述科研项目负责人、丛书总主编、中国中医科学院中医基础理论研究所潘桂娟研究员主持下，由常务副主编陈曦副研究员、张宇鹏副研究员及各分题负责人——翟双庆教授、钱会南教授、刘桂荣教授、郑洪新教授、邢玉瑞教授、马淑然教授、文颖娟教授、陆翔教授、杨卫彬研究员、崔为教授、江泳教授、柳亚平副教授、王静波副教授等，以及医史文献专家张效霞教授，分别承担或参与了团队的组织和协调，课题任务书和丛书编写体例的起草、修订和具体组织实施，各单位课题研究任务的落实和分册文稿编写、审订等工作。编委会多次组织工作会议和继续教育项目培训，推进编撰工作进度，确保书稿撰写规范，并组织有关专家对初稿进行审订；最终，由总主编与常务副主编对丛书各分册进行复审、修订和统稿，并与全体作者充分交流，对各分册内容加以补充完善，而始得告成。

2016年2月，国家中医药管理局颁布《关于加强中医理论传承创新的若干意见》，指出要"加强对传承脉络清晰、理论特色鲜明的古代医家的学术思想研究"。2016年2月，国务院颁布《中医药发展战略规划纲要（2016—2030年）》，强调"全面系统继承历代各家学术理论、流派及学说"。上述项目研究及丛书的编写，是研究团队对国家层面"遵循中医药发展规律，传承精华，守正创新"号召的积极响应，体现了当代中医人敢于担当的勇气和矢志不渝的追求！通过此项全国协作的系统工程，凝聚了中医医史、文献、理论、临床研究的专门人才，培育了一支专业化的学术队伍。

在此衷心感谢中国中医科学院及其所属中医基础理论研究所、中医药信息研究所、研究生院，以及北京中医药大学、陕西中医药大学、山东中医药大学、云南中医药大学、安徽中医药大学、辽宁中医药大学、浙江中医药大学、成都中医药大学、湖南中医药大学、长春中医药大学、黑龙江中医药大学、南京中医药大学、河北中医学院、贵州中医药大学、中日友好医院16家科研、教学和医疗单位对此项工作的大力支持！衷心感谢中国中医科学院余瀛鳌研究员、姚乃礼主任医师、曹洪欣教授与北京中医药大学严季澜教授在项目实施和本丛书出版过程中给予的悉心指导与支持！衷心感谢中国中医药出版社有关领导及华中健编辑、芮立新编辑、伊丽萦编辑、鄢洁编辑及丛书编校人员的辛勤付出！

在本丛书即将付梓之际，全体作者感慨万千！希望广大读者透过本丛书，能够概要纵览中医药学术发展之历史脉络，撷取中医理论之精华，承绪千载临床之经验，为中医药学术的振兴和人类卫生保健事业做出应有的贡献！

由于种种原因，书中难免有疏漏之处，敬请读者不吝批评指正，以促进本丛书的不断修订和完善，共同推进中医历代名家学术的继承与发扬！

《中医历代名家学术研究丛书》编委会

2021 年 3 月

凡例

一、本套丛书选取的医家，为历代具有代表性或特色思想与临床经验者，包括汉代至晋唐医家 6 名，宋金元医家 19 名，明代医家 24 名，清代医家 46 名，民国医家 7 名，总计 102 名。每位医家独立成册，旨在对医家学术思想与诊疗经验等内容进行较为详尽的总结阐发，并进行精要论述。

二、丛书的编写，本着历史、文献、理论研究有机结合的原则，全面解读、系统梳理和深入研究医家原著，适当参考古今有关该医家的各类文献资料，对医家学术思想和诊疗经验加以发掘、梳理、提炼、升华、概括，将其中具有理论意义、实践价值的独特内容阐发出来。

三、丛书在总体框架上，要求结构合理、层次清晰；在内容阐述上，要求概念正确，表述规范，持论公允，论证充分，观点明确，言之有据；在分册体量上，鉴于每个医家的具体情况不同，总体要求控制在 10 万～ 20 万字。

四、丛书的每一分册的正文结构，分为"生平概述""著作简介""学术思想""临证经验"与"后世影响"五个独立的内容范畴。各分册将拟论述的内容按照逻辑与次序，分门别类地纳入以上五个内容范畴之中。

五、"生平概述"部分，主要包括医家姓名字号、生卒年代、籍贯等基本信息，时代背景、从医经历以及相关问题的考辨等。

六、"著作简介"部分，逐一介绍医家的著作名称（包括现存、已经亡佚又经后人辑复的著作）、卷数、成书年代、主要内容、学术价值等。

七、"学术思想"部分，分为"学术渊源"与"学术特色"两部分进行论述。前者重在阐述医家之家传、师承、私淑（中医经典或前代医家思想对其影响）关系，重点发掘医家学术思想的历史传承与学术渊源；后者主要从独特学术见解、学术成就、学术特点等方面，总结医家的主要学术思想特色。

八、"临证经验"部分，重点考察和论述医家学术著作中的医案、医论、医话，并有选择地收集历代杂文笔记、地方志等材料，从中提炼整理医家临床诊疗的思路与特色，发掘、总结其独到的诊治方法。此外，还根据医家不同情况，以适当方式选录部分反映医家学术思想与临证特色的医案。

九、"后世影响"部分，主要包括"学术影响与历代评价""学派传承（学术传承）""后世发挥"和"国外流传"等内容。其中，对医家的总体评价，重视和体现学术界共识和主流观点，在此基础上，有理有据地阐明新见解。

十、附以"参考文献"，标示引用著作名称及版本。同时，分册编写过程中涉及的期刊与学位论文，以及未经引用但能体现一定研究水准的期刊与学位论文也一并列出，以充分体现对该医家研究的整体状况。

十一、附以丛书全部医家名录，依照时间先后排列，以便查验。

十二、丛书正文标点符号使用，依据中华人民共和国国家标准《标点符号用法》（GB/T 15834—2011）。医家原书中出现的俗字、异体字等一律改为简化正体字，个别不能对应简化字的繁体字酌予保留。

《中医历代名家学术研究丛书》编委会

2021 年 3 月

内容提要

　　黄宫绣，字锦芳，生于清雍正八年（1730），卒于清嘉庆二十二年（1817），江西抚州宜黄县人，清代著名医家，乾隆年间宫廷御医，撰有《脉理求真》《本草求真》《医学求真录》《太史医案初编》等。黄宫绣治学严谨，务求实际，在本草、脉学、疑难病诊治方面造诣颇高。其论药性"每从实处追求，既不泥古以薄今，复不厚今以废古，唯求理与病符，药与病对"；对药物的形态、性味、功能、主治及禁忌等均有翔实的论述，为中药研究提供了重要的理论参考；其"持脉之道贵在变通"之独到见解，以及参照气口、胃气变化诊脉的精辟观点，切合临床实用，对后学多有启迪；黄宫绣虽精研脉学，但仍主张临证时四诊合参，反对单凭脉象断病，持论颇为中肯。本书内容包括黄宫绣的生平概述、著作简介、学术思想、临证经验、后世影响等。

黄宫绣，字锦芳，生于清雍正八年（1730），卒于清嘉庆二十二年（1817），江西抚州宜黄县人，乾隆年间宫廷御医，清代著名医家。其治学严谨，务实求真，纠时弊，正讹谬，堪为后学之楷模。黄宫绣集平素之治验，采百家之精粹，撰有《脉理求真》《本草求真》《医学求真录》《太史医案初编》等著作。《本草求真》中，将药物按品性分门别类，详述其形态、性味、功效、配伍、制法及与各种疾病的关系，有助于后学辨析药物异同，指导临床遣药组方。《本草求真》的药物分类，系统明细，排列合理，开创了现代中药学以功效归类载录药物之先河。书中将"诸病通用药"，分为"脏腑病证主药"与"六淫病证主药"，打破了宋以前诸病通用药"病症—药物"相应的框架，建立了以"证（或功效）—药物"相应的体系，标志着辨病或辨症模式向辨证模式的转化。黄宫绣在脉学方面也有独到的见解，其结合临床实际阐发脉理、解析脉法，均颇具特色；其强调"认病必先明脉理"的观点，至今对临床脉诊的运用仍具有指导意义。

现代学者对黄宫绣的学术思想有所探讨与研究，但相关资料较少。以"黄宫绣"为关键词，在中国知网（CNKI）检索中华人民共和国成立至2016年有关黄宫绣研究的相关论文，其中中国期刊全文数据库论文70篇、中国重要会议论文全文数据库论文2篇、中国重要报纸全文数据库论文1篇。在超星数字图书馆，以"黄宫绣"为关键词检索，发现相关图书11部，研究内容涉及以下几个方面：其一，对《本草求真》《脉理求真》的整理研究；其二，对黄宫绣学术思想的探讨；其三，黄宫绣从医经历考察；其四，黄宫绣的本草学理论及其对临床的指导作用。

综观现代研究进展，笔者认为有必要通过深入挖掘、系统整理，比较全面地阐述黄宫绣的学术思想和临证经验，从整体上阐明其学术成就，彰显其学术特色。本项研究，以黄宫绣原著的全面研读和系统梳理为基础，参考历代学者相关研究文献，探讨黄宫绣的学术渊源及学术特色，着重总结了黄宫绣在本草学、脉学两大方面的学术思想及其临床诊疗经验，并对其临证医案予以点评。

本项研究所依据的黄宫绣著作版本：中国中医药出版社 1997 年出版，黄宫绣著，王淑民校注《本草求真》；学苑出版社 2010 年出版，黄宫绣著，张效霞、田静峰校注《脉理求真》；中国中医药出版社 2015 年出版，黄宫绣著，荆丽娟、肖健楠整理《太史医案初编》。

在此衷心感谢参考文献的作者及支持本项研究的各位同仁！

陕西中医药大学　文颖娟　姚远友

2021 年 9 月

目录

黄宫绣

生平概述

黄宫绣，字锦芳，生于清雍正八年（1730），卒于清嘉庆二十二年（1817），江西抚州宜黄县人，清代著名医家，乾隆年间宫廷御医，撰有《脉理求真》《本草求真》《医学求真录》《太史医案初编》等。黄宫绣治学严谨，务求实际，在本草、脉学、疑难病诊治方面造诣颇高。其论药性"唯求理与病符，药与病对"，简明扼要，可为中药研究提供重要参考；其"持脉之道贵在变通"的独到见解，参照气口、胃气变化诊脉的精辟观点，切合临床实用，启迪后学；其临证虽精研脉学，但仍主张四诊合参，反对单凭脉断病，亦值得借鉴，至今对临床脉诊仍具有现实指导意义。

一、时代背景

黄宫绣生活于清代前中期。这一时期，中医学的发展经过宋、金、元、明四个时期的沉淀，步入了发展的辉煌时期。中医学传统的理论和实践，经过长期的历史检验和积淀，至此已臻于完善和成熟，无论是总体的理论阐述，抑或临床各学科的实际诊治方法，都已有了完备的体系。

清代不仅出现了大量的中医类书、丛书，而且还出现了众多的地方医学流派，比如盛极一时的旴江医学就是其中之一。旴江医学，是我国著名的古代四大地方医学流派之一，分布于江西省旴江流域（即现在抚河流域）。其兴起于汉唐，发展于宋元，繁盛于明清，可谓源远流长，名医辈出，学术繁盛，历经了 2000 余年变迁。旴江流域政治、经济、文化、印刷、药业的发展，促进了旴江医学的繁荣与昌盛。据考证，自西汉迄民国，旴江流域 16 个县市，共有医家 963 人，医籍 684 种。江西古代十大名医，有八人出自盱江流域，其影响深远，流传海内外，在中国医学史上占有重要地位。另外，江西两大药帮——"建昌帮""樟树帮"，亦出自盱江流域，加之当时金溪印刷术的推动，使盱江医学的影响力迅速在海内外传播。

盱江古时，物产丰富，人口密集，经济文化发达，交通便利，尚学重教盛行不衰，名贤辈出宛如繁星，制药工艺驰名中外，素有"才子之乡"之称，加之立"书院之制"而致讲学之风大盛。同时，由于政府的高度重视，许多政府官员安儒安医，十分重视医药的改革和当地医药事业的发展，比如设立太医局、创立国药局、兴办医学教育等，这些都促进了盱江医学的形成和发展。同时，历代许多官员不仅勤于笔耕，著书立说，而且还兴建书院，发展医学教育。此外，尊医尚德的传统美德、便利的交通条件及发达的经济文化，也有利于医学的相互交流和发展，这对地方流派医学的形成与发展起到了推动作用。

盱江流域，人杰地灵，历代名医辈出，数以百计闻名于世的杰出医家，在江西境内形成了一支优秀的"盱江医学"群体，其人数之众，著述之丰，堪与安徽之"新安医学"、广东之"岭南医学"、江苏之"孟河医学"相媲美。该群体不仅医家众多，而且医学理论渊博、实践经验丰富、专科特色鲜明、炮制技术精湛、历代传承、儒医兼修、勤勉著述，其著作涉及《内经》《伤寒论》《金匮要略》《神农本草经》，以及内、外、妇、儿、骨伤、五官等临床医学的各个方面，卷帙浩繁，博大精深。

盱江医学的贡献，集中体现在诊疗经验、学术特色方面，并提出了新的脾胃理论以及形成了以席弘为代表的江西针灸流派。其中，被誉为江西历史十大名医之一的盱江医家黄宫绣，其学术思想对后世产生了深远的影响。他一生勤奋苦学，著有《医学求真录》（未见流传）、《脉理求真》《本草求真》《太史医案初编》诸书，而以《脉理求真》《本草求真》两书流传最广，影响最大。《脉理求真》简明易懂，结合临床实际，实用性强，是现代研究中医脉诊的重要参考书。

黄宫绣阐述脉理独具匠心，更可贵的是结合自己的临床经验提出了持脉之道贵在变通的独到见解；他提出诊脉不能仅限于寸关尺六部，还应参照气口、胃气变化，诊断才全面。其另一代表作《本草求真》，是第一部中药功效分类比较完善的临床中药学专著，在编写的内容上，论证论治论效，总以药之气味形质推论而出，继承了前人的认识及理论成果，在药物编排体例上展示了功效系统，并在分论药物的主治中进一步细化了功效层次，从而勾勒出了功效理论的立体结构。

鉴此，深入挖掘整理黄宫绣的学术思想与临床经验，夯实丰富旴江医家的学术思想及价值研究内涵，采撷出地方医学特色，这对发展旴江医学、充实中医学宝库及发扬祖国传统医学，具有十分重要的意义。

二、生平纪略

黄宫绣，字锦芳，号绿圃，清代江西抚州宜黄县人，清代著名医家，乾隆年间宫廷御医，与陈自明、崔嘉彦、严用和、危亦林、龚廷贤、李梴、龚居中、喻昌、谢星焕并列为江西历史上十大名医，生于清雍正八年（1730），卒于清嘉庆二十二年（1817），享年87岁。

黄宫绣的一生大致可分为三个阶段，其从医经历并没有明确的分界线，也没有拜某个医学大家为师，而是通过广泛收集医书，潜心钻研各家学说，根据《内经》《难经》《伤寒论》《金匮要略》《神农本草经》等经典理论，参考名家学说，并结合自己的见解，著书立说，流芳后世。

第一阶段：从出生到学医之前（1730—1742）。黄宫绣出生于书香世家，幼年入学，天资聪敏，在其父教育影响下，少承家学，攻习举子业，少年熟读四书、五经、《春秋》等儒学经典，颇负盛名。

　　第二阶段：学医并成为御医（1742—1798）。黄宫绣自幼对医药之学情有独钟，加之其"先人病多，遂弃制艺，专岐黄，且谓：人生天地，不可汶汶，上不能黼黻皇猷、建功立业，下亦当调燮斯人、扶危救困"。为拯救民众之疾苦，为众多病人治疗疑难病症，毅然放弃科举考试，而专于岐黄之术，收集医书，潜心钻研各家学说，"自《内经》以下，凡专门名家之书不啻汗牛充栋而无不博考，以会其变通采撷，以收其粹美"。他曾私淑于张仲景、成无己、张洁古、朱丹溪、李东垣、李时珍、李士材、喻嘉言等名医大家，又根据《内经》《难经》《伤寒论》《金匮要略》《神农本草经》等古典医籍的理论，参考历代名医学说，并结合自己的见解，著书立说。1750 年撰成《医学求真录》16 卷（未见流传），1769 年撰成《脉理求真》3卷、《本草求真》10 卷，1799 年撰成《太史医案初编》5 卷。据《脉理求真》《本草求真》记载，其善治喉痹、喉喑、乳蛾、咽喉骨鲠等，尤其是精于辨脉识喉痹之顺逆以及喉症的临证选药。他医术精湛，声名远播，又因性情敦朴，谦虚诚挚，医德高尚，而成御医。他潜心钻研医术，研究并整理了宫廷珍藏的各种医学专著以及秘方、验方，为其后来在医学上取得更高造诣奠定了基础。

　　第三阶段：老有所成，著书立说，教导后世子孙及其门人阶段（1798—1818）。黄宫绣老有所成，声名远播，不仅仕途腾达，而且精通医理，勤于著述。嘉庆九年（1804）甲子科乡试，钦赐举人，嘉庆十年（1805）乙丑科会试，赐进士出身，钦授"翰林院检讨"。70 岁以后，他将自己平生的学术进行了全面总结，以流传后世。所著《脉理求真》《本草求真》刊刻以后，迅速流传于医学界，反映了当时社会对其医学理论的强烈需求与认可，也激发了黄宫绣撰著医书的热情。1799 年由黄宫绣之子黄省吾及其门人将黄宫绣毕生治病的资料汇集成《太史医案初编》5 卷刊行于世。此书是他在平生所治数千验案中选取有教学意义者编辑而成，供子侄辈习医之用。

黄宫绣的一生，行医五十余载，自髫冠以迄老耄，可谓将毕生的心血都付诸医学事业。

三、从医经历

（一）拯民疾苦，弃举业医

黄宫绣出身书香世家，幼年入学，天资聪慧，在其父教育影响下，"向习举业""进太学"（《太史医案初编·导读》），少年熟读四书、五经、《春秋》，颇负盛名，被誉为"绝人之资"，超出"宗山之象，元之草庐，明之康斋"等先哲之上（《本草求真·秦承恩序》），进举为官，易如反掌，但他无心官场，为不使"千万人之死生系一人之工拙"，拯救民众之疾苦（《本草求真·王光燮序》），专心致力于医学。

（二）学博医精，名声大噪

黄宫绣性情敦朴，谦虚诚挚，勤奋好学，医德高尚，医术精湛，治学严谨，乃医家之楷模。对于医药他指明"小之虽为技业之精，大之即为参赞之道，其功甚巨，其理甚微，自非有真学问真见识"（《本草求真·王光燮序》），无法成为一个有真知灼见的医学家。故其"博览群书，探本求源"，远自"轩岐"，近至明、清各家，无不收集批阅，至中年则"于医研究有素，能阐真摘要，订伪辨讹"（《本草求真·王光燮序》），声威大震，遍及赣、闽。黄宫绣生平竭力提倡"识病必先明脉理，治病首应识药性"（《旴江医学纵横·第三章·旴江医学著名医家·黄宫绣》），著《本草求真》与《脉理求真》，为乾隆皇帝所重视，钦批刊印，并于清乾隆三十七年（1773）将该书储于"四库馆"。至清嘉庆八年（1804），黄宫绣声望誉及京都，深得嘉庆皇帝的赞许，钦赐举人，次年（1805），赐进士出身，钦授"翰林院检讨"，并赐"翰林第"横匾一块，悬于居所厅堂门前。

（三）精研医理，著书立说

黄宫绣文学素养深厚，学识渊博，天资聪敏，自幼对医药之学情有独钟，故能深究医理，通晓各家，博采众长，推陈出新，著书立说，流传后世，其学术思想对后世产生了深远影响。他治学严谨，务求实际，平生为众多病人治疗疑难病症均卓有成效。他搜罗医书，潜心钻研，主张治病必先明医理，治病必先识药性，尤应注重实践，探求真理，治学严谨，讲求实际，凡有"一义未明，一意未达，无不搜剔靡尽，牵引混说，概为删除……断不随声附和"（《本草求真·凡例》）。

黄宫绣精通医理，作为乾隆年间御医，对宫廷珍藏的各种医学专著以及秘方、验方均有深入研究，既不泥古薄今，也不厚今废古，注重理与病符，药与病对。他虽精研脉学，仍主张四诊合参，反对单凭脉断病。临证之余，他根据《黄帝内经》《难经》《伤寒论》《金匮要略》《神农本草经》等古典医籍的理论，参考历代名医的学说，结合自己的见解及临床经验，著书立说。其平生撰有《医学求真录》（未见流传）、《脉理求真》《本草求真》和《太史医案初编》等医著，其中以《脉理求真》《本草求真》两书流传最广，对后世影响最大。

黄宫绣所著《脉理求真》，其脉学理论能切合临床实际，精炼实用，深受后世医家的推崇，至今仍指导着中医的临床实践。该书简明易懂，实用性强，是研究中医脉诊的重要参考书，对发展盱江医学及充实中医学宝库，具有十分重要的意义。黄宫绣有感于当时本草书多"理道不明，意义不疏"，况有"补不实指，泻不直说，或以隔一隔二以为附会，反借巧说，以为虚喝"（《本草求真·凡例》）的现状，乃力纠时弊，集平素之治验，采百家之精粹，著成《本草求真》10卷，付梓于乾隆己丑年（1769）。该著作在众多临床实用类本草著作中，特色鲜明，卓然立世，开创了近现代临床中药学以功效归类载录药物的编写形式，奠定了现代临床中药学以功效分类的基础并开创编写体例，功不可没。其所论药，颇为实用，"无不搜剔靡尽，牵引混说，概为删除，俾令真处悉见"（《本草求真·凡例》）。其所述药理，尤多精义，切合实际，不尚空谈，是一部医药学紧密结合、内容精简扼要、临床实用价值较高的本草专著，值得进一步学习和研究。

黄宫绣

著作简介

　　黄宫绣撰有《医学求真录》《本草求真》《脉理求真》《太史医案初编》等著作，本研究重点研读《本草求真》《脉理求真》《太史医案初编》，现根据成书年代对其书内容略述如下：

一、《本草求真》

　　《本草求真》，共计 10 卷，约成书于清乾隆三十四年（1769），是一部医药学紧密结合、内容精简扼要、临床实用价值较高的药物学专著，也是研究中药的重要参考文献。书中选载常用药物 520 种，按药物品性分成若干类。该书分上、下两篇，上篇对药物的形态、性味、功能、主治以及禁忌记载较详，下篇分列脏腑病证主药、六淫病证主药和药物总义三部分。对于药物的分类，书中没有采用历代本草诸书所沿用的部属分类法，而是采用药物功效分类法，按药物之品性分为补、涩、散、泻、血、杂、食物 7 类，各类又分为若干子目。卷首有药图，卷末有索引。前 7 卷分作七门，即补剂、收涩、散剂、泻剂、血剂、杂剂、食物；卷八为脏腑病证主药；卷九为六淫病证主药；卷十为总义，集录历代名医对药性的阐发。此书在中华人民共和国成立后曾多次再版发行。该书现存清乾隆三十四年（1769）刻本、乾隆三十九年（1774）文奎堂绿圃斋刊本、嘉庆十一年（1806）刻本等，1959 年上海科学技术出版社出版了铅印本，现通行范本为 1987 年人民卫生出版社以清乾隆三十四年（1769）初刻本为底本的点校本。

二、《脉理求真》

《脉理求真》，共计3卷，约成书于清乾隆三十四年（1769）。黄宫绣对脉学的精辟独到见解，集中反映在《脉理求真》之中。该书结合临床实际，简明易懂，实用性强，是研究中医脉诊的重要参考书。书中较为详细地介绍了脉诊的部位和各种脉象的主病，并论证了各家之说。卷一为"新著脉法心要"，首先介绍脉诊部位及脏腑分配，其次对浮、沉、数、迟、长、短、大、小、洪、微、实、虚、紧、缓、芤、濡、弦、弱、滑、涩、动、伏、促、结、革、牢、疾、细、代、散等30种脉的脉象和主病做了详细的阐述；卷二为"新增四言脉要"的注释，阐述了黄宫绣的脉学见解，此卷是根据李中梓的《诊家正眼》所载崔嘉彦《四言脉要》予以增删而成，在注文中可以看出黄宫绣对脉学的经验心得；卷三为汪昂的"十二经脉歌""奇经八脉歌"；书末还附有"脉要简易便知"，对于脉法中某些比较重要的问题做了扼要的论述。此书现存清乾隆三十九年（1774）昆明务本堂刻本、清文奎堂刻本、1959年人民卫生出版社铅印本等。

三、《太史医案初编》

《太史医案初编》，又称《锦芳医案示真》《锦芳太史医案求真初编》《锦芳医案》，共计5卷，约成书于清嘉庆四年（1799）。本书是黄宫绣80岁高龄之际，由其子黄省吾及门人将黄宫绣毕生治病的资料"与世诸医绝不相伴者，逐一摘而集之"而成书。书中列医论17篇、验案160种，分作5卷，每卷又分作上、下册。卷一为医论部分，卷二至卷五为验案部分，后附"诫子"八则，用以训诫后辈晚生。此书现存清嘉庆四年（1799）黄氏家刻本。

黄宫绣

学术思想

一、学术渊源

黄宫绣，字锦芳，是清代著名的医药学家，为江西历史上十大名医之一。他出身于书香世家，天资聪敏，自幼对医药之学情有独钟。曾先习举业，攻读儒书，后转学医。他文学素养深厚，学识渊博，精通医理，通晓各家，熟谙岐黄，尤善于本草学和脉学，其所著以《本草求真》和《脉理求真》两书流传最广，对后世影响最大。纵观其从医之路，他在医学上取得的成就，不仅与其"求真""求实"的治学态度密不可分，更与其当初的学术渊源休戚相关。而今从其学术渊源来看，大致可分为两个方面：一是哲学方面，黄宫绣汲取了《周易》及儒家思想的精髓，并贯穿于治学和从医的始终；二是医药学方面，根据《黄帝内经》《伤寒论》《金匮要略》《神农本草经》等古典医籍的理论，结合自己的见解及临床经验，著书立说，流芳后世。

（一）研《易》崇儒，尚德修身

1. 持盈保泰，谦恭修身

在中国文化史上，《周易》被尊为"群经之首""万经之王""六艺之源"，是华夏文明的总源头，是中华文化的枢纽，是中国哲学思想的渊薮，奠定了中国哲学的一些基本范畴和基本观念，对中国文化的影响极为深远。它包罗万象，既包含"阴阳矛盾，阴阳消长"的朴素辩证法思想，又囊括"自强不息，厚德载物"的人生处世哲学。几千年来，大到治国安邦，小到家务之事，人们都习惯于到《周易》中去寻找答案，上至鸿儒硕学，皓首穷经，下至街头卜者，研读谋生，无不奉其为圭臬。

《周易》里有"君子以厚德载物""谦谦君子"。黄宫绣深受《周易》这些思想熏陶，一生谦虚诚挚，虚心向学，形成了求真务实的秉性。他认为，做人、求医要谦恭，不要骄傲自大。"凡物不可过盈，过盈则上无君王，下无父母，自有满而必倾之势……正如水满则盈，盈则必倾。天下乌有既盈之水，而不见其即倾者乎？及至君父面饬，怒气已见，加之刑楚，自悔莫及，以视昔之盈，盈而自得者，今则英气尽消，其相去为何如哉？但此持盈保泰，不独子臣在于君父之前，分应如斯，即使处乡处族，待子待侄，亦不应以盈满之心，以为放肆之行。盖人各有其心，各有其志，如顺其情以施，则人无怨，逆其志以行，则有人拂。若使事事由己，悻悻见面，而不谦以待众，和以待下，乌在不失？独不观《易》之《谦》有云：天道亏盈而益谦，地道变盈而流谦，鬼神害盈而福谦，人道恶盈而好谦。谦尊而光，卑不可踰，则谦实为持盈保泰之道，而盈实为灭身招祸之由。"（《太史医案初编·诫子八则·持盈保泰八》）

2. 崇儒重教，立德树人

《论语》曰："工欲善其事，必先利其器。"中医学的理论体系大致形成于秦汉之际，先秦诸子百家之说，尤其是易文化及儒、释、道三大知识体系，对中医药理论构架的形成与发展起着基础性的、人文性的奠基作用。学好中医，成就名医，必须具备深厚传统文化功底，"唯有大儒，方有大医"，道出了中医药人才的成长规律。中国文人具有"儒医合一"的特点，"不为良相救国，便做良医救民"，成为古代文人一个共同的人生坐标。张仲景、孙思邈、皇甫谧、朱丹溪、张景岳等既是大医又是大儒。江西是儒家新学和理学的重要发源地和传播地，盱江流域临川的王安石和金溪的陆九渊，是"荆公新学""陆王心学"的创始人，他们都旁通医学。盱江流域尊儒重医风尚沛然，如黄宫绣就是先习举子业，饱读诗书，人文素养深厚，后抛却功名利禄，献身医学事业，终生悬壶济世。由于先儒后医，通晓各家，故能博采众长，深究医理，推陈出新，著书立说，流传后世，如黄宫绣之诸多名医，才构成了蔚为壮观的儒医群芳谱。

在先秦汉语中"敬"经常与"恭"连文，恭在外表，敬存内心。在儒家看来，面对人，应该怀有谦虚、谦退、谦卑的态度。如《论语·颜渊》："君子敬而无失，与人恭而有礼，四海之内皆兄弟也。"谦，在文字起源上，当与言语方式有关，本义为"说话恭谨，不自满"，引申义则为自谦，即自己使自己敬让，把对自己的身份形象、人格定位和德性能力的心理预期主动放在一个低于对方的水平与层面上。没有一份谦逊、敬畏、卑微的心情，人是很容易傲视别人的。而一旦傲视别人，则不可能与别人友善相待、和谐相处，于是，人与人之间的关系必然趋向紧张。所以，从道德认识论与行为知识学的角度上分析，谦是行恕的心理准备与精神基础。在恕之为德的各种态度、路径与方法中，谦应该放在第一位而被强调和凸显。黄宫绣深受儒家传统谦恭思想的影响，诚如在《太史医案初编》中所云："吾今细为尔嘱：凡事须先明分，分明即以保身，若分亡则身与之俱亡。次即在于明理，理不越分，理明而分与之俱明。又次在于输情，情输则暴气不生，戾气不作，而尤怨悉泯。圣人云：'恭则不侮，宽则得众。'又曰：'君子泰而不骄，小人骄而不泰。'夫骄，盈也，泰即不骄之谓。"（《太史医案初编·持盈保泰八》）

勤俭是中华民族的优良传统，古往今来，中华民族就是凭借这个优良传统美德，不断发展壮大。翻开中国历史，我们随处可见诸多思想家及其古籍文献对勤俭的崇尚、践行和阐述。早在《周易》中就提出："节以制度，不伤财，不害民。"孔子认为："士志于道，而耻恶衣恶食者，未足与议也。"孔子曰："奢则不逊，俭则固。与其不逊，宁固。"（《论语·述而》）儒家六经之一，中国最古的官方史书——《尚书》中讲到："克勤于邦，克俭于家。"乐府诗集亦云："克勤克俭，无怠无荒。"作为深受中国古典文化影响的黄宫绣，就深深懂得勤俭的重要性。如其在《太史医案初编》中所说："勤俭为人养生之本，孝悌为人保命复性之原。盖人有田不耕，有技不习，有书不读，则食从何来，钱自何至？几见先贫后富，钱谷丰盈，未有不由苦力劳瘁、俭啬自甘者之所得乎？又几见游惰之子，花费钱谷，之能终身温饱而不饿死道路者乎？此勤与俭为人所必需者如此。"（《太史医案初编·勤俭孝悌一》）

孝悌思想在中国文化中发源甚早且源远流长。孟子说："尧舜之道，孝悌而已矣！"（《孟子·告子下》）历考古代文献，我们不难发现：尧舜时期已有孝悌萌芽，夏代有忠德流行，商代则是悌道大盛，周人比较全面地形成了孝悌风俗，这些都是孔子系统孝悌思想形成的历史资源。孟子说孔子乃"集大成"者，其于孝悌思想亦然。孔子曰："夫孝，德之本也，教之所由生也。"《孝经·开宗明义》《论语》又借有子之口说："其为人也孝悌，而好犯上者，鲜矣；不好犯上，而好作乱者，未之有也。君子务本，本立而道生。孝悌也者，其为仁之本欤！"《论语·学而》黄宫绣汲取孝悌之精华，在著书立说之际，也不忘孝悌的精神价值，他在《太史医案初编》中说："孝悌为人保命复性之原……而不知己身体发肤，受之父母，吾爱吾身而不爱及父母，是为不孝，吾爱吾身而不推及兄弟，是为不悌。几见自古神圣，身为天子，而不迫崇父母，兼及兄弟，身为盗跖，而不连及父母，贻累同气者乎？但不孝不悌，人多自忽。其在父母，不独侍膳寝问，朝夕所需，毫不可缺，即其语言捃突、形色不和，是即不孝所由起也。纵使嘉肴备具，而志不与亲迎，实与养犬马何异，是尚得谓之孝乎？其于兄弟，而见无端衅起，萧墙变生，自当听族讲和，纵或不合，亦不可轻动纸笔妄告。迨至横逆频加，族有挑唆诡僻牟利，扶同扛帮，有非理道可以抵御者，不得不借官法以止其变。然亦稍可即止，不得极力追求，此是万不得已之事。若止钱物细故，而即争竞不已，并挟妇女佺扛帮，是尚得谓之悌乎？"

（《太史医案初编·勤俭孝悌一》）

色难，在《论语》中也是孝悌的表现。"子曰：'色难。有事，弟子服其劳乳有酒食，先生馔，曾是以为孝乎？'"（《论语·为政》）此处的"色难"，指的是对父母的孝道，最难以长期做到的是和颜悦色的态度。又如，子曰："今之孝者，是谓能养。至于犬马，皆能有养，不敬，何以别乎？"（《论语·为政》）黄宫绣饱读儒书，深知色难思想的重要性，故而在《太史医案初编》一书中曾说："余愧年已八十……以致身绝嗣灭……笑为无用，以致色色趋时……又乌能光前裕后而为一世完人哉？昔子朱子之释《论语》'色难'句，有曰：'孝子之有深爱者，必有和气。有和气者，必有怡色。有怡色者，必有婉容。'又后人之作'色难'文字，有曰：'父母之前，既不可以理义之说绳，又不可以宾客之礼待。此是论孝之至。'"（《太史医案初编·勤俭孝悌一》）

中和思想是儒学思想的精髓，主张天地万物在中和状态下各就其位，各行其是，"万物并育而不相害，道并行而不相悖"。《论语·雍也》："中庸之为德也，其至矣乎！民鲜久矣。"给予"中庸"以清楚明白的本体解释的，是《中庸》所云："中也者，天下之大本也；和也者，天下之达道也。致中和，天地位焉，万物育焉。"《中庸章句》注曰："大本者，天命之性，天下之理皆由此出，道之体也。达道者，循性之谓，天下古今之所共由，道之用也……自戒惧而约之，以至于至静之中，无少偏倚，而其守不失，则极其中而天地位矣。自谨独而精之，以至于应物之处，无少差谬，而无适不然，则极其和而万物育矣。"《中庸或问》则诠释说："中和云者，所以状此实理之体用也。天地位，万物育，则所以极此实理之功效也。"《中庸章句集注》载："不偏之谓中，不易之谓庸。中者，天下之正道；庸者，天下之定理。"由此可见，中庸思想历来备受儒学之士所推崇，作为饱识儒学的黄宫绣也不例外。在其所著书籍当中，处处体现了中庸之道。如其在

《脉理求真》所云："篇中所论脉要，前半止就脉象部位，闲闲叙入，各就要处指明。至后始将诊脉大要，层层剥进，不令诊法稍有遗义，如《中庸》所论极致之功，反求其本，以至声色俱泯而后已。读者慎毋取其脉象部位，而置后幅变活要义于不审也。"（《脉理求真·卷一·新增脉法心要》）又如，其在《太史医案初编》中曰："余读《中庸》之书有曰：君子之道费而隐。此道字是贯天地人物而言，非一技之微、一物之细所可得而拟也。至医之一途，为人诊疾病、起沉疴，其道小矣。然道虽小，而理未尝不与天地之道相通。浅之病止皮毛，庸夫俗子亦得以伸其技；大之伤及脏腑，即名医诸公，亦有智所不能、力所不及，而叹医道之难，亦不啻费而隐者矣。"（《太史医案初编·自序》）又如，"脏体既分，则病是阴是阳，及或阴阳夹杂，历历如绘。凡阳病不得参用燥药，阴病不得参用凉药，平病不得参偏阴偏阳之药。三病既分，则药总不越乎三病之外酌施。正如《中庸·诚意章》之分：善之当好，而好必如好好色，而不可杂有恶心；恶之当恶，而恶必如恶恶臭，而不可杂有好念；惟有善恶混处，则好恶自当分别异施。"（《太史医案初编·凡例》）

3. 学用结合，融《易》于医

黄宫绣在诊治疾病过程中，也善于把《周易》的思想引用到医案中去。诸如，黄宫绣曰："如命门火衰，其水自无不盛，水盛则脾必湿而食自不快矣，食既不快，则水饮入胃自必逆而上壅而肺寒矣，肺寒则外寒湿之邪自必乘内寒湿而至，而燥火之邪，自不得入。正如《易》之所云'水就湿'者是也。"（《太史医案初编·凡例》）黄宫绣又曰："如两肾水亏，其火自无不盛，火盛则肝必燥，而血自必见沸，而咳作矣，血咳则心无血养，其身自必火烙而烦自生，心烦则外风火燥邪必乘内燥而淫，而寒湿之邪不得内入。正如《易》之所云'火就燥'者是也。"（《太史医案初编·凡例》）又云："《易》曰：水流湿，火就燥。不惟物理如是，即人病情亦无不如是，何则……非即《易》之所云'火就燥'者同为一意乎……因其内湿不除，外湿内入，而腰必致作疼，是即《易》之所谓'水就湿'者同为一义也。"（《太史医案初编·卷四上·拟上翰林院侍讲秦讳大士号鉴泉先生腰痛症书》）

黄宫绣对《周易》六十四卦亦有深入研究，把《周易》之六十四卦思想运用到医学理论当中。如黄宫绣曰："更以脉之兼见论之，其脉统计二十有余。而论其脉之兼，则阴中兼阳，阳中兼阴，参伍错杂，变化莫测。正如大《易》卦止有八，若以一卦之上各加八卦，则卦已见六十四，再以一卦分为六爻，则爻不更有三百八十四数之多乎？"（《太史医案初编·卷一上·症脉无不相同说》）可见，黄宫绣受《周易》的思想影响颇深。

（二）根植经典，极深研几

精通经典，博览群书，潜心研读是名医成才的必由之路，也是古今医学大家的共同特征。张仲景"勤求古训，博采众方"，创立了六经辨证和辨证论治的诊疗体系，成为一代医圣；孙思邈"博极医源，精勤不倦"，医术精湛，成为苍生大医。在中医学的历史长河里，这样的事例不胜枚举。同样，饱读儒书的盱江名医黄宫绣也不例外，他勤奋好学，精研中医经典，博览历代医籍，上溯《内经》《伤寒论》《金匮要略》《神农本草经》等经典，下及刘完素、李杲等名医大家著作，无不遍览，融会贯通，并勤于临床，学以致用，故能医术超群，著书立说。

1. 精研《内经》，秉承经旨

《黄帝内经》（简称《内经》）是中国传统医学四大经典著作之一，是第一部冠以中华民族先祖"黄帝"之名的巨著，是中医现存成书最早的一部医学典籍，又是研究人体生命活动、病理变化、诊断学、治疗学、养生学和方药基本理论的医学巨著，在理论上创立了中医"阴阳五行""藏象""气血津液理论""经络""病因""病机"等学说，确立了中医学的整体观念，奠定了中医学的理论基础。

黄宫绣重视读书，尤其重视读经典，在经典之中最为推崇《内经》。他精读《内经》并领会其宗旨，掌握其思辨方法，并把《内经》理论与临床实际相结合。例如精神因素与发病的关系，情志异常对五脏的影响，很早就引起了人们的重视。《礼记》中记载"百病怒起""忧郁生疾"。《内经》中论及情志致病与具体脏腑的关系，提出"怒伤肝，喜伤心，思伤脾，悲伤肺，恐伤肾"。后世医家在《内经》基础上，不断对这一理论进行充实和发展，但多详于论证而略于论脉。黄宫绣针对这一缺憾，系统地论述了情志内伤的脉象特征，提出"喜伤心而脉缓，怒伤肝而脉急，恐伤肾而脉沉，惊伤胆而脉动，思伤脾而脉短，忧伤肺而脉涩，悲伤心而脉促，此七情受伤之脉也。脉之主病如是"。（《脉理求真·卷一·新著脉法心要·以脉主病》）黄宫绣关于七情受伤之脉的论述对辨证论治有一定的参考价值。

黄宫绣在精读《内经》的基础上，还对临证用药进行辨析。如其子黄省吾在《太史医案初编》中所云："每见诸医与父所治，觉有不同，因谓医以诸书所论为本，而《内经》之书，尤为诸书之最。按《经》所载'肾恶燥'句，时医知用地、茱滋润，天冬、麦冬以滋化源，俾得转燥为润，洵属合法。而《内经》所载'脾恶湿'句，其人委是命门火衰、寒湿深重、饮食不思、嗳饱呕恶，则地、茱、二冬自应暂置。胡为脾之恶湿，竟不思及，仍将地、茱、天冬、麦冬倍用，以致饱恶泄泻诸证俱备而毙。此实深可痛恨，惜无一人共为力救。并云诸医治病，脏体不分，真伪不辨，兼症不考，尤属不合。"（《太史医案初编·弁言》）同时，黄宫绣也把《内经》论脉思想与临证实践相结合，并在《脉理求真》一书中体现出来。例如，对五脏绝脉的论述："经脉病脉，业已昭详。将绝之形，更当度量。心绝之脉，如操带钩。转豆躁疾，一日可忧。《经》曰：脉来前曲后居，如操带钩，曰心死。前曲者，谓轻取则坚强而不柔。后居者，谓重取则牢实而不动。如持革带之钩，全失冲和之气。但钩无胃，故曰心死。转豆者，即《经》所谓如循薏苡子累累然，状其短实坚强，真脏脉也。又曰：心绝，一日死。肝绝之脉，循刀责责。新张弓弦，死在八日。《经》曰：真肝脉至，中外急如循刀刃。又曰：脉来急溢劲，如新张弓弦，曰肝死。又曰：肝绝，八日死。脾绝雀啄，又同屋漏。一似流水，还如杯覆。《经》曰：脾绝，四日死。肺绝维何，如风吹毛。毛羽中肤，三日而号。《经》曰：如风吹毛，曰肺死。又曰：真肺脉至，如以毛羽中人肤。皆状其但毛而无胃气也。又曰：肺绝，三日死。肾绝如何，发如夺索。辟辟弹石，四日而作。《经》曰：脉来如夺索，辟辟如弹石，曰肾死。又曰：肾绝，四日死。"（《脉理求真·卷二·新增四言脉要》）

2. 考之《本经》，复辨其异

《神农本草经》，又名《神农本草》，简称《本草经》《本经》，是现存最早的中药学专著，约成书于秦汉时期。全书分 3 卷，载药 365 种（植物药 252 种，动物药 67 种，矿物药 46 种），分上、中、下三品，文字简练古朴，初步奠定了药学理论之基础。黄宫绣熟谙《本经》，所著《本草求真》一书就取源于《本经》，以《本经》为蓝本。如其在《太史医案初编》中所说："既而搜查药性，其数甚多，辨性非易，即摘其要亦属不少，况书所论气味，类多牵强。考之《本经》，有言此属汉儒所造，而语又涉肤廓。更有药名古今更换不同，市肆别号各异。于是不惮寒暑，复将药性考核，既求其同，复辩其异。"（《太史医案初编·后跋》）

3. 潜心《伤寒论》，参互订考

《伤寒论》为东汉张仲景所著医学经典著作，是一部阐述外感病治疗规律的专著，全书 10 卷，共 22 篇，列方 113 首，应用药物 82 种。该书总结了汉代以前的医学成就和丰富的实践经验，并结合仲景自己的临床经验，系统地阐述了多种外感疾病及杂病的辨证论治，理法方药俱全，在中医发展史上具有划时代的意义，并发挥了承前启后的作用，对中医学的发展做出了重要贡献。而《伤寒论》一书不仅为诊治外感疾病提出了辨证纲领和治疗方法，也为中医临床各科提供了辨证论治的规范，从而奠定了辨证论治的基础，被后世医家奉为经典。黄宫绣备崇《伤寒论》，临证之余，潜心钻研，在《伤寒论》基础上，融会自己的临证经验，领会意旨，著《伤寒分疏》《伤寒合溯》共计 11 卷（已亡佚）。正如其在《太史医案初编》中所云："每于夜静，取其《伤寒》书计，计共三十余家，姑先逐句深求，参互考订。经历五载，而始得其真处，会通而纂集焉。其书一名《伤寒分疏》，一名《伤寒合溯》，计共一十余卷。再细推求其脉，非徒得其形象，要在通其旨归。"（《太史医案初编·后跋》）黄宫绣临证时重视治法方药，这是其精研经典的结果。其审病每每援引《伤寒论》，剖析理趣，随处可见。以经典之旨灵活变通运用于诊疗。如治一太阳阳明合病案，仅用葛根、升麻、麻黄三味药，若非医理通达，仅仅是按张仲景条文开张仲景方，何能如此简洁练达？又如，于治疟疾各案中用小柴胡汤，或重用半夏，或减去黄芩，或仅用黄芩五分，或倍黄芩，或力辨与小柴胡汤证不同之疟。用经方而不拘于方药，入乎其内，又出乎其外，重在其理，又与"一味死守经方原方剂量，到老亦不思变"（《太史医案初编·导读》）者不同。

（三）敢于鸣辨，自成一家

黄宫绣自幼对医药之学情有独钟，在医学上一生"求真"，是其治学求医之正道。他先习举子业，攻读儒书，后转学医。其文学素养深厚，学识渊博，故能深究医理，通晓各家，博采众长，推陈出新。其治学严谨，特别注重实践，探求真理，对于医学中存在的一些问题敢于鸣辨，指出其错误所在。正如其在《太史医案初编》中所说："至于命短不寿，在孔子则曰：'朝闻夕死，于生无憾。'在孟子则云：'尽道而死，是为正命。'并云：'鸡鸣而起，孳孳为善，是为舜徒，孳孳为利，是为盗跖。'"（《太史医案初编·读书守法二》）故其著作，概以"求真"冠名，如《医学求真录》《脉理求真》《本草求真》等。纵观黄宫绣的学医生涯，其曾说："未得与诸先哲议论讲贯一堂，聆其指训，仅窃其书而私淑之。"《太史医案初编·自序》由此可见，黄宫绣可谓是自求医术，自成一家。

古人云："熟读王叔和，不如临证多。"充分说明了临证实践在中医人才成长中的重要性。"勤于临证，历经磨砺"，是黄宫绣从医经历中的一大亮点，其脉学专著《脉理求真》精炼实用，深受后世医家的推崇，其精湛的脉学来自长期反复的临床体验和领悟。黄宫绣不仅对脉理独具心得，更可贵的是结合自己的临床经验提出了持脉之道贵在变通的独特见解。其曰："持脉之道，贵在活泼。若拘泥不通，病难以测。"（《脉理求真·卷一·新著脉法心要·部位》）他认为独守王叔和的定位诊断方法可能发生错误，于是根据脉象以判断疾病的部位、虚实、顺逆、预后等，且达到了出神入化的境界，这都是临床长期反复实践、久经磨炼的结果。另外，他虽精研脉学，但仍主张四诊合参，反对单凭脉断病，指出医学界"神化脉学，故弄玄虚"的现象是自古以来就有的一种陋习。《素问·征四失论》曾就此批判说："诊病不问其始，忧患饮食之失节，起居之过度，或伤于毒，不先言此，卒持寸口，何病能中，妄言作名，为粗所穷，此治之四失也。"《脉理求真》是以求真求实的精神研究脉学，强调"诊断必先明脉理"的同时，主张四诊合参，反对单凭脉断病，从而对这一现象进行了有力的抨击，为后世树立了榜样。

医学来源于临床实践，只有实践才能出真知。黄宫绣在长期的医学实践中不断探索，《本草求真》的编撰，是从临床实际出发，对以往本草细加考证，去粗求精，精简提炼，条理明晰，并总结了自身临证中所获真知灼见，是一部医药结合紧密、临床实用性强的本草专著。正如王光燮所言："故能阐真摘要，订伪辨讹，发前人所未发。俾习为儒而未学夫医者，固一

览而知其道，即素未为儒而始学夫医，亦甫读而得其要。斯岂庸医浅儒所能道其万一者乎？"（《本草求真·王叙》）

治病必先识药性，黄宫绣研究本草，论述药性凡有"一义未明，一意未达，无不搜剔靡尽；牵引混说，概为删除，俾令真处悉见，断不随声附和……每从实处追求，既不泥古以薄今，复不厚今以废古，唯求理与病符，药与病对"（《本草求真·凡例》）。黄宫绣通过临床实际观察和验证，认为古人记述有误则直抒己见，决不盲从。他在充分肯定《本草纲目》的同时，对书中错误和不实之词大胆怀疑和据理批驳。如在苍术项下曰："至云服能轻身长生，不过因其湿去之谓，岂真能入仙境之地哉？本草多有长生不老之说，欺世惑民，以致药品真义不出耳。"（《本草求真·卷三·散湿·苍术》）这种不迷信，不唯书，重事实，坚持真理，敢于鸣辨，自成一家的勇气和胆识令人敬佩。

二、学术特色

（一）理与病符，药与病对

黄宫绣出身于儒医世家，在其父的教导下，博览群书，学识渊博，精通医药，致力"轩岐"，认为医药"小之虽为技业之精，大之即为参赞之道。其功甚巨，其理甚微。"（《本草求真·王叙》）他认为历代本草书籍，或分其形质气味，或辨其经络脏腑，或表其证治功能，虽有详细记载，然药理不明，意义不疏，治疗效果不显著。浅学医士，亦难辨析，"况有补不实指，泻不直说，或以隔一隔二以为附会，反借巧说以为虚喝"（《本草求真·凡例》）之现象，故他"兹从往昔诸书，细加考订。其有一义未明，一意未达，无不搜剔靡尽；牵引混说，概为删除，俾令真处悉见""每从实处追求，既不泥古以薄今，复不厚今以废古，唯求理与病符，药与病对"

（《本草求真·凡例》），力纠时弊，集平素之治验，采百家之精粹，著成
《本草求真》（10卷）。该书共收载药物520种，其中药物440种，食物80
种，附图244幅。上编是本书的主要部分，对各药的形态、性味、功能主
治、鉴别以及禁忌等记述颇详；下编分列脏腑病证主药、六淫病证主药和
药物总义三部分，概括介绍了药性及临床应用等。《本草求真》是第一部中
药功效分类比较完善的临床中药学专著，也是最早采用药物功效分类法的
中药学著作。此书在清代众多的临床实用类本草著作中，特色鲜明，尤其
是该书以药物功效类列药物的编写形式，以功效阐释药物的具体应用，以
药物的直接功效为中心比较药物的药效机制异同等方面，对现代中药学功
效专项的崛起、确立、发展和完善，产生了极大的影响。

1.《本草求真》学术贡献

（1）编撰本草依功效分类，创独特体例之先

黄宫绣《本草求真》是现存古代本草中药物功效分类较为完善的临
床中药专著，奠定了现代临床中药学按功效分类的基础。虽最早有《神
农本草经》的三品分类原则，但其实际上是按药物"益气延年""遏病补
虚""除邪破积"之功效，并参考药物良毒进行分类。而梁·陶弘景的《神
农本草经集注》，是依药物自然属性进行分类，按照药物的自然属性分为
"玉石、草木、虫兽、果、菜、米食、有名未用"等七类。这一形式的分类
法是我国古代药物分类的标准，沿用至千年。其间明·王纶《本草集要》
下部"药性分类"二卷，虽最早对药物以功效进行分类，但实际是在"诸
病通用药"和药物功效分类法基础上的发展，并非该书主体内容。明·贾
所学《药品化义》，具有较完善的"功效"专项，最早提出中药功效专项
"力"，但其所论药物，均依八款"体、色、气、味、形、性、能、力"进
行论述阐释。清·汪昂《本草备要》，虽在每药之下标出该药功效，但全书
仍将药物依草、木、果、菜等八类进行论述。至《本草求真》，才从整体

上完善了中药功效的分类，改变了既往的本草编写体例，为其后如屠道和《本草汇纂》、陆九芝《本草二十四品》等以及现代中药学以功效分类药物的编写形式，首开体例之先。

《本草求真·凡例》中载："本草药味，他氏多以草木、昆虫、金石类为编次，以便披阅。然形质虽同，而气味不就一处合编，则诸药诸性，又已分散各部而不可以共束矣。"为消除这一弊端，该书"开列药品"总以气味相类共为一处，如补火等药，则以补火为类；滋水等药，则以滋水为类。将全书520种药分为补、涩、散、泻、血、杂、食物七类。每类下又分若干子目。如散剂中又分散寒、驱风、散湿、散热、吐散、温散、平散等。为使不明药性者稽查方便，又按草、木、果、谷、菜、金、石、水、土、禽、兽、鳞、鱼、介、虫、人分为十六部，立篇目附于书后，并于各药之下注立序号，以便照号检对。从而"俾气味既得依类而处，而形质亦得分类合观。庶泾渭攸分，而学者自无亡津之叹"（《本草求真·凡例》）。《本草求真》开创了独具特色的编写体例，奠定了现代临床中药学以功效分类的基础。

（2）药物应用依功效阐释，发先哲未竟之义

古代本草在论述药物时，往往功效与主治不分，二者浑言杂书，这种对药物功效和主治的涵义缺乏明确界定的现象，延续了很长时间。《神农本草经》中"三品分类"开此先例，但药物部分功用糅杂，药物分类显得比较粗略。梁·陶弘景《本草经集注》意识到"三品混揉，冷热并错，草石不分，虫兽无辨"的现状，在发展三品论说的基础上，首创了药物自然属性分类法。这种"两分法"模式广为《新修本草》《证类本草》《本草品汇精要》等本草著作所承袭，均不离"附经为说"的方式。此举虽大量保留了前人用药经验，但兼收并蓄，杂乱无章，且"道理不明，意义不疏，徒将治效彰著"（《本草求真·凡例》），使后学者终因功效难明而无从领悟。正如丹

波元坚《药治通义》所言:"然病虽一,其证不均,啻云治某病,则浅学无所下手,殆为不变通也。"至明·王纶《本草集要》、李时珍《本草纲目》,以前"诸病通用药"的"病症药物主治"的框架被打破,取而代之是以"病症药物功效主治"的模式,但仍未将功效独立出来。迨至明末清初贾所学《药品化义》、汪昂《本草备要》,着力药物功效的归纳,方将功效分列,并以功效阐释药物临床应用从而开启以功效为中心的临床中药学新的篇章。

《本草求真》继承发扬了先贤的医学精髓,不仅在编次药物体例上展示了以功效分类特色,而且在各项细目中按药物功效进一步细分,从而勾勒出了功效理论的大体框架。如《本草求真》中"脏腑病症主药"和"六淫病症主药",实际上是按功效所归属的系统归类药物。如在脏腑功效系统中,属治心的功效有补心气、补心血、泻心热等16类;治心药又有犀角、黄连等13种。再如六淫功效系统中,又以风、寒、暑、湿、燥、火、气、血、积等为系统,如治风的功效有祛风、祛风湿、祛风热等10类;治湿的功效有散湿、燥湿等12类。这些功效中,针对证候者为绝大多数。黄宫绣依据主治功用所联系的病证,立足功效,分析说明病证用药理由。如黄芪由益气而直言补肺脾气,龙胆由泻火而径书大泻肝胆实火,何首乌由滋水补肾而特标养血益肝等。黄宫绣不单对功效的认识较前深入,还将功效与证治有机结合,既突出了药物的个性特征,又联系了临床实际,按照功效来阐释药物应用,能使后学者掌握和遣使药物更为准确。

（3）药物异同依功效辨析,显务真求实之态

《本草求真》的求真之处,不仅体现在黄宫绣"搜剔靡尽"的求实态度上,也体现在"牵引混说,概为删除"的药物记叙上(《本草求真·凡例》),尤其在对同类药物功效异同的辨析上将其"求真"体现得淋漓尽致。其论述药物务从"真处追求","断不随声附和,语作影响,以致眩人耳目也"(《本草求真·凡例》)。

黄宫绣认为"药多有气质相同，气味相等，若使各为注释而不比类合观，则疑似莫辨。"（《本草求真·凡例》），并指出历代"本草分论虽多，而合论则少"（《本草求真·凡例》），故《本草求真》中言明"是篇尚论药味，凡有气味相同，无不先于篇首合同阐发，再于各味之中，又取相类以为分别。庶使毫厘千里，无有差谬"（《本草求真·凡例》）。如论黄芪、人参之异时指出，"然与人参比较，则参气味甘平，阳兼有阴；芪则秉性纯阳，而阴气绝少。盖一宜于中虚，而泄泻痞满倦怠可除，一更宜于表虚，而自汗亡阳溃疡不起可治"（《本草求真·卷一·补剂·温中·黄芪》），符合临床实际。其论赤芍、白芍异同，指出"赤芍白芍主治略同。但白则有敛阴益营之力，赤则止有散邪行血之意。白则能于土中泻木，赤则能于血中活滞……与白芍主补无泻，大相远耳。《大明》指为赤白皆补，其说不切。《日华子》指为赤能补气，白能活血，其说尤不切耳"（《本草求真·卷七·血剂·凉血·赤芍》）。此外如论薏苡仁、白术利湿、燥湿之异，乌梅、木瓜酸涩应用之别，熟地、首乌滋肾益肝以及畅滞之差别等，举不胜举，均十分中肯地从实际功效中进行辨析。

黄宫绣论药"每从实处追求，既不泥古以薄今，复不厚今以废古，惟求理与病符，药与病对。"（《本草求真·凡例》），反对以"隔一隔二"的功效进行附会。如其论生地黄功效凉血解热，言"力专清热泻火，凉血消瘀。故凡此吐血、咯血……审其症果因于热成者，无不用此调治……第书有言服此长肉生肌，止是热除血活以后长养之语，久服轻身不老，止是病去身安力健之词，未可因此认为辟谷成仙属实也"（《本草求真·卷七·血剂·凉血·生地黄》）。说明了药物的实际功效，辨析了"隔一隔二"功效来由，并纠正和解释了前人的模糊难明之处。而不似张璐《本经逢原》那样"极力尊崇，而其中多有强为组合之心，仍非尊崇本意"。尚志钧先生对此给出极高的评价，其认为："黄宫绣的这些见解，对医治尊经复古派的某些悖谬无疑是一剂良药"(《历代中药文献精华》)。

2.《本草求真》的学术特点

《本草求真》的编撰体例，是将每一味药按名称、气味、形质、归经、功用、主治、禁忌、配伍和制法等分别介绍。先将主要内容以单行大字书写，在叙述过程中，遇有引证资料或需要解释的名词时，即以双行小字夹注于单行大字中。例如收涩剂中的"补骨脂"，介绍其主治功用，用大字书写云："凡五劳七伤……用此最为得宜。"对于五劳七伤的解释，即用双行小字夹注于"五劳七伤"之下。这样可以将用药经验加以提取，并在理论上进行阐发，更好地与临床结合。又如对"中风须辨真伪"有大段论述，并提出用药原则："用药始宜辛热以祛外邪，继宜辛润甘润以固血脉。"

《本草求真》在每项细目总论中必先详释其理。如"散剂"中的"散寒"项下明确指出："伤于六淫者，宜散宜清……伤于六淫者，宜散则散，自有经络之殊，邪气之异。轻而浅者，其邪止在皮毛，尚谓之感，其散不致过峻。若至次第传变，则邪已在经，其散似非轻剂可愈。迨至愈传愈深，则邪已入不毛，其邪应从下夺，又非散剂所可愈矣。"系统阐述了使用药物的理论依据、方法和注意事项，确能"俾令后学，始有津涯"。

《本草求真》针对形质相类、气味相似诸多药物，均从气味功用进行比较与鉴别。如白蔻、砂仁共为燥胃之类，猪苓、泽泻共为利湿之类，枳壳、枳实共为破气之类。如果仅将类似药物各自注释而不进行鉴别比较，则容易混淆。一般本草书分论多而合论少，而黄宫绣论药，凡遇气味相同者，都先于篇首共同阐发，再于各味之中取相类似者进行鉴别。如其在《本草求真·下气篇》中，先将下气的药物共同进行阐发，然后在各味药的论述中又与相类似者进行鉴别。如"枳壳专入肺、胃，兼入大肠，苦酸微寒，功专下气开胸，利肺开胃""枳壳体大气散，较之枳实，功虽稍逊，而利气宽胸""枳实专入脾、胃，气味与枳壳苦酸微寒无异，但实小性酷，下气较壳最迅，故书载有推墙倒壁之功，不似枳壳体大气散，而仅为利肺开胸宽肠之味耳。是以气在胸中，则用枳壳，气在胸下，则用枳实，气滞则用枳壳，气坚则用枳实"。通过分析比较，不难看出两者的异同，这种比类合观，同类析疑的阐述方法至今对临床仍有很高的使用价值。

《本草求真》非常重视药物宜忌，通常从药物性味及功效方面对其进行阐述。①药物性味宜忌：如青蒿"性偏寒不温，虽曰于胃不犯，亦止就其血虚有热，服之得宜而言，若使脾胃素虚，及见泄泻，则于此终属有忌矣"。②药物功效宜忌：如对于《本草纲目》中杜仲一药治疗"频惯堕胎，或三四月即堕者"一说，黄宫绣指出："杜仲性补肝肾，能直达下部筋骨气血，其气不上升反引下降。如肾经虚寒者，与牛膝、续断等药配伍，固可用此温补以固胎元。若气陷不升，血随气脱，而胎不固者，用此则气益不升，其血必致愈脱无已"。可见，其对药物性味及功效临床应用方面的宜忌均有自己独到的见解。

3.《本草求真》药物分类

《本草求真》所载本草药物，论证论治论效，唯求理与病符、药与病对，总以药之气味形质推勘而出。全书共载药520种，黄宫绣根据药物功效将药物具体分为补剂、收涩剂、散剂、泻剂、血剂、杂剂等六大类，每大类又根据药物作用不同分若干小类，并对各药的形态、性味、功能主治、鉴别以及禁忌等加以详细的论述。同时，《本草求真》一书中，对80种食物用药也有详细的描述。

（1）补剂

黄宫绣认为，补当以气血为主。人之一身有赖气血所养，一阴一阳动静平衡，则人身无恙。若气虚、血亏占据一样则人身必病，则当补之，使偏者不偏，水火自安而无病。同时提出，补当以温为正、甘为贵。正如黄宫绣所说："禀有不同，赋有各异，则或水衰而致血有所亏。火衰而致气有所歉，故必假以培补，俾偏者不偏，而气血水火自尔安养而无病……万物惟温则生，故补以温为正也。万物以土为母，甘属土，故补又以甘为贵也。"（《本草求真·卷一·温中》）然病有深浅，用药亦有不同，故黄宫绣又将补益之品按其气味分为温中、平补、补火、滋水、温肾五类，与现行本草书籍分类不同，其所属药品，亦稍有别于现行本草对补益药品的定义。

①温中

黄宫绣将人参、黄芪、当归、白术、龙眼、大枣、荔枝、饴糖、鸡肉、牛肉、鲫鱼、蜂蜜列为温中之品。他认为，土亏则物无所载，故而此类虽名温中，但绝非补中一意，其中亦有以温中之法，以补他脏不足之意。正如黄宫绣所说："补脾气之缺陷无有过于白术，补肝气之虚损无有过于鸡肉，补肺气之痿弱无有过于参、芪，补心血之缺欠无有过于当归。"（《本草求真·卷一·温中》）现选取补脾之白术，补肺之参、芪，补心之当归论述如下：

人参　黄宫绣认为，人参为补虚之品，不可因真虚假实辨之不明而弃之不用。如其书中提到，肺虚火旺，气短汗出，则不可舍人参而不用；里虚吐利及久病胃弱，与虚痛喜按之类，亦不可禁人参而不用。同时提出，因人参为补虚之品，便认为其性温性热，而不做泻火之剂，谬矣。若配伍得当，人参亦可泻火。如人参同升麻则可以泻肺火，同茯苓则可以泻肾火，同麦冬则可以生脉，同黄芪、甘草则可以退热。

黄芪　黄芪有生熟之分，生则能固表，无汗能发，有汗能收；熟则可生血生肌，排脓内托，为疮疡之圣药。黄芪与人参比较，人参气味甘平，阳兼有阴；黄芪则秉性纯阳，而阴气绝少。至于两者功用之不同，人参宜于中虚，而泄泻痞满倦怠可除，并可用于水亏而气不得宣发之症；黄芪则宜于表虚，而自汗亡阳溃疡不起可治，并可治火衰而气不得上达之症。

当归　气味辛甘，既不虑其过散，复不虑其过缓，得其之润，阴中之阳，故能通心而血生，号为血中气药。当归头则止血上行，身则养血中守，尾则破血下流，全则活血不走。黄宫绣认为，若气逆而见咳逆上气者，则用当归以和血，血和而气则降矣；寒郁而见疝瘕腰腹头痛者，则当用当归以散寒，寒散而血则和矣；血虚而见风痉无汗者，则当用当归以养血，血养而风则散。同时提出因当归性味辛甘，故而气虚火盛者、脾胃虚寒者、大肠泄泻者当慎用。

白术　味苦而甘，既能燥湿实脾，复能缓脾生津，且其性最温，服则能以健食消谷，为脾脏补气第一要药。黄宫绣认为，白术为专补脾阳之药，并提出生白术较熟白术性更鲜，补不滞腻，能治风寒湿痹，及散腰脐间血，并冲脉为病，逆气里急之功，非若山药止补脾脏之阴，甘草止缓脾中之气，而不散于上下，俾血可生，燥症全无。苍术气味过烈，散多于补，人参一味冲和，燥气悉化，补脾而更补肺，所当分别而异视者也。并言明若寒湿过甚，水满中宫者则不可用白术，因其水气未决，苦不胜水，甘徒滋壅，若用白术必待肾阳培补，水气渐消，肾气安位。

②平补

平补，即甘润和平之意。黄宫绣论曰："精不足而以重味投补，是亏已在于精，而补不当用以平剂矣。气不足而以轻清投补，是亏已在于气，而补亦不当用以平剂矣。惟于补气而于血有损，补血而于气有窒，补上而于下有碍，补下而于上有亏，其症似虚非虚，似实非实，则不得不择甘润和平之剂以进。"（《本草求真·卷一·平补》）其按具体功用不同，对应五脏对此类药物进行了分类，如葳蕤、人乳，是补肺阴之至平者；山药、黄精、羊肉、猪肉、甘草，是补脾阴之至平者；柏子、合欢皮、阿胶，是补心阴之至平者等等，并提出阿胶令肝肾与肺而皆润；合欢令脾阴五脏而皆安；山药令肺肾而俱固；桑螵蛸能利水以交心；而仓米、扁豆，一能养胃除烦，一能舒脾以利脾，皆为轻平最和之味等平补之剂。现根据五脏功用之不同，选取葳蕤、山药、柏子、桑寄生论述如下：

　　葳蕤　又名"玉竹"。黄宫绣认为，葳蕤能补肺阴止嗽，兼祛风湿，其气平力薄，用以似实非实、似虚非虚之证。不似人参力厚，地黄味浓，其以证虚为主。

　　山药　补脾肺之阴，不可与面同食，同食不能益人。其性涩，故而能治遗精不禁；味甘兼咸，又能益肾强阴，故六味地黄丸用此以佐地黄。黄宫绣认为，山药生捣敷痈疮，消肿硬，亦因其补阴退热之意。若用以滋阴，则当生用；补脾，则当炒黄用。

　　柏子仁　养心血之品，书虽言其四脏皆补，但黄宫绣认为，其只属心药。正如其所说："盖香虽能补脾，而实可以通窍而入心。润虽可以补肝而益肾，而实可以宁神而定智。甘虽足以和胃而固中，而实足以益血以守神。"（《本草求真·卷一·平补·柏子仁》）同时因其性润、气香，故而阴寒泄泻者、体虚火盛者忌用。

　　桑寄生　感桑之精气而生，味苦而甘，苦入肾，故可补肾，而使筋骨有力，不致痿痹而酸痛；甘补血，发为血余，血得补则发不枯脱。书载，其性平而和，不寒不热，为补肾补血之要剂。

　　③补火

　　黄宫绣将附子、仙茅、胡芦巴、淫羊藿、蛇床子、远志、肉桂、沉香、硫黄、阳起石、石钟乳、鹿茸、虾、蛤蚧、雄蚕、蛾列入此节。他依前人经验总结提出："火衰气寒而厥，则必用以附子；火衰血寒腹痛，则必用以肉桂；火衰寒结不解，则必用以硫黄；火衰冷痹精遗，则必用以仙茅；火衰疝瘕偏坠，则必用以胡巴；火衰气逆不归，则必用以沉香；火衰肾泄不固，则必用以补骨脂；火衰阳痿血瘀，则必用以阳起石；火衰风冷麻痹，则必用以淫羊藿；火衰风湿疮痒，则必用以蛇床子；火衰脏寒蛊生，则必用以川椒；火衰气逆呃起，则必用以丁香；火衰精涩不摄，则必用以益智；至于阳不通督，须用鹿茸以补之；火不交心，须用远志以通之；水窍不开，须用钟乳石以利之；气虚喘乏，须用蛤蚧以御之；精滑不禁，须用阿芙蓉以涩之。"（《本草求真·卷一·补剂》）由此补火用药规律可知，用药当随症酌与，不可概用。现选取专入命门之附子、入肾之远志、入肝之肉桂、入脾之沉香论述如下：

附子　能通行十二经，无所不至，为补先天命门真火第一要剂。黄宫绣认为，发散附子须生用，若用补则附子宜熟。并提出附子入补气药中，则能追失散之元阳；入发散药中，则能开腠理以逐在表之风寒；入温暖药内，则能祛在里之寒湿。

远志　黄宫绣常以远志治因肾水衰薄而致梦遗善忘，喉痹失音，小便赤涩等症。但若阴虚火旺，便浊遗精，喉痹痈肿，则不可妄用远志治之。

肉桂　黄宫绣认为，肉桂有益阴治阳之效，凡沉寒痼冷，营卫风寒，阳虚自汗，腹中冷痛，咳逆结气，脾虚恶食，湿盛泄泻；血脉不通，死胎不下；目赤肿痛，因寒因滞而得者皆可用肉桂治之。若有精亏血少肝盛火起者，则不可用肉桂。

沉香　专入命门，兼入脾。其气香而能散，故可入脾调中；色黑体阳，故能补火暖精壮阳。凡证属虚属寒，皆可用。黄宫绣常以其同藿香、香附，治诸虚寒热；同丁香、肉桂，治胃虚呃逆；同紫苏、白豆蔻治胃冷呕吐；同茯苓、人参，治心神不足；同川椒、肉桂，治命门火衰；同肉苁蓉、麻仁，治大肠虚秘。但因其沉降之性，降多升少，故而气虚下陷者当慎用。

④滋水

黄宫绣将干地黄、冬葵子、川牛膝、枸杞、楮实、榆白皮、胡麻、火麻仁、黑铅、猪肉、龟板、龟胶、桑螵蛸、人乳列入此节，认为，此类药物虽多，但终不若地黄为正，概因其可入肾滋阴，以救先天之精故尔。黄宫绣临证亦多以他药配合地黄而施治。如以地黄佐龟胶、龟板，以除骨蒸痨疟；佐人乳、猪肉，则可补肌泽肤，以除枯竭之症；佐火麻、胡麻，则可通便除燥；佐以枸杞，则可治水亏目涩；佐冬葵子、榆白皮，则可治因水亏而水不利胎不下；佐桑寄生，则可治因水亏而风湿不除；至于水亏而心肾不交者，则可佐以桑螵蛸、龟板；水亏而阴痿不起，则可以楮实佐之等诸多配伍应用。现依其配伍选取川牛膝、龟胶、龟板、火麻仁、枸杞、桑螵蛸论述如下：

川牛膝　黄宫绣认为，川牛膝味薄气厚，性沉炙滑，用于下部经络血分少气则可；若因肺分气薄遗脱泄泻则不可用，临证不可因气虚而概用川牛膝。

龟胶、龟板　龟板禀北方五气所生，为阴中至阴之物，可入心以通肾。龟胶为龟板煎熬而成，滋阴之力更胜龟板。此二者，皆为至阴之物，用之当慎，若任意妄投，则可损阳败中。

火麻仁　味甘性平，可缓脾利肠润燥，久服则有补中益气之功，是因燥除血补而气自益。其性生走熟守，故而生用可破血利小便，捣汁治产难胎衣不下，熟用治崩中不止。

枸杞　专入肾，兼入肝，甘寒性润。可祛风明目，强筋健骨，补精壮阳。其可壮阳，切不可认为其性为温为热。其言壮阳，是取孤阴不长，独阳不生之意，因肾水亏损，而枸杞又有甘润之性，阴从阳长，水至风息，故能明目强筋。

桑螵蛸　咸味属水，内舍于肾，肾得之而阴气生长，故能愈诸疾及益精生子。且肾与膀胱相表里，肾得所养则膀胱自固，气化则能出，故能利水道通淋。若有女子疝瘕血闭腰痛，亦可用桑螵蛸治之，因其味咸甘，咸能入血软坚，甘能补中耳。又因桑螵蛸可滋肾，肾足则水自上升，与心相交，故能养神。

⑤温肾

黄宫绣将熟地黄、何首乌、肉苁蓉、锁阳、菟丝子、巴戟天、续断、杜仲、覆盆子、狗脊、胡桃肉、灵砂、鹿胶、海狗肾、犬肉、紫河车列为温肾之品，其临证选用温肾药物，常以肾虚在于火者，用以辛热；肾虚在于水者，用以甘润；而水火并衰，则用温润、力专入肾者以补之。并认为熟地黄因其体润，性温而为补水温肾之要药。并于长期的临证中提出了温肾用药的误区，如"肝肾虚损，气血凝滞，不用杜仲、牛膝、续断以通，而偏用肉桂、阳起石以燥；风湿内淫，不用巴戟天、狗脊以温，而偏用淫羊藿、蛇床子以燥；便结不解，不用苁蓉肉、锁阳温下，而偏用火麻仁、枸杞、冬葵子以润；遗精滑脱，不用菟丝子、覆盆子、山茱萸等药以收之，而偏用粟壳、牡蛎等药以进；软坚行血，不用海狗肾以温润，而偏用食盐、青盐等咸寒之品；补精益血，不用麋茸、鹿胶、紫河车、何首乌等，而偏用硫黄、沉香等品。"（《本草求真·补剂·温肾》）若用药错误，则使阴有所劫，火有所害，并非温暖肾脏之本意。现选取临证常用之熟地、何首乌、肉苁蓉、续断、杜仲、菟丝子论述如下：

熟地黄　专补肾脏真水，兼培黄庭后土，土厚载物，诸脏皆受其荫，故能补五脏之真阴。黄宫绣认为，张景岳对熟地的描述最为明确，但就张景岳所说脾肾寒逆呕吐用熟地，提出不同观点，认为脾胃虚寒，则脾与胃已受寒累，当以辛热之品除之，虽说熟地性温，寒可从温散，然寒至上逆为呕，则寒以甚，而熟地之温则不足以令其寒外散，且熟地属阴剂，投之恐使其寒更甚。

何首乌　黄宫绣认为，何首乌能调补后天营血之虚，且补血之中尚有化阳之力。概因首乌禀春气以生，而为风木之化，入通于肝，为阴中之阳药，故专入肝经以为益血祛风之用。其兼补肾者，亦因补肝而兼及。

肉苁蓉　黄宫绣认为，肉苁蓉力专滋阴，至于诸书所言其能兴阳助火，皆因肉苁蓉滋阴，阳随阴附而阳自见兴。

续断　因其味苦，性温，能入肾经以补骨；其味辛，能入肝经以补筋；

味兼甘，又入中焦以补虚，故而以续为名，为气血筋骨第一要药。黄宫绣认为，续断其性消散，故而跌仆折伤痛肿，暨筋骨曲节血气滞之处，服此即能消散。

杜仲　黄宫绣认为，杜仲色紫入肝，为肝经气药。其性辛温，能除阴痒，去囊湿，痿痹瘫软必需，脚气疼痛必用。若用于安胎，则需细审其虚实，肾经虚寒者，可用杜仲温补以固胎元；若气陷不升，血随气脱，而胎不固者，用杜仲则气益陷不升，其血必致愈脱无已。

菟丝子　辛甘温平，质黏，温而不燥，补而不滞，得天地中和之气，故书称其补髓添精、强筋健骨、止遗固泄、暖腰温膝、明目祛风，为补肝、肾、脾气要剂，合补骨脂、杜仲用之，最为得宜。

（2）收涩剂

收者，收其外散之意。涩者，涩其下脱之义。黄宫绣认为，温以治寒，涩以固脱，在具体治疗时亦需分脏腑。如：莲子、肉豆蔻是治脾胃虚脱之药，故而泄泻不止者最宜；补骨脂、沉香、芡实等是固肾气之药，为精滑肾泄者最妙。其中，补骨脂兼治肾泄泻；沉香专降气归肾；芡实则兼脾湿并理；木瓜酸中带涩，有醒脾收肺之功；乌梅敛肺涩肠；诃子收脱止泻，清痰降火。

①温涩

黄宫绣将肉豆蔻、补骨脂、没石子、莲子、莲须、芡实、阿芙蓉、禹余粮列入温涩之品，认为凡人气血有损，或上升而浮，下泄而脱，非不收敛固涩，无以收其亡脱之势。然病有不同，则治各异。阴盛者阳必衰，则用药当以温。是以温以祛寒，涩以固脱。现依脏腑选取肉豆蔻、补骨脂、莲子、禹余粮论述如下：

肉豆蔻　能补脾气，是因脾胃虚寒，而肉豆蔻性温，服之则使脾温而自健，并非真具有甘补之意。并提出，若有郁热暴注者，则当禁用肉豆蔻。

补骨脂　又名破故纸，专入肾，其性大温。收敛神明，可使心包之火与命门之火相通，元阳坚固，骨髓充实，涩以止脱。故凡五痨七伤，因于火衰而见腰膝冷痛、肾冷流精、肾虚泄泻及妇人肾虚胎滑，皆可用其治之。若因气陷气短而见胎堕，水衰火盛而见精流泄泻，则不可用补骨脂。

莲子　气禀清芳，味得中和，甘温而涩，为脾家药。书载其能补心与肾，及通十二经络血脉，皆是因莲子为脾家药，可和中土，中和则上下安养，君令臣恭而无不交之患。

禹余粮　专入大肠，兼入心、肾，性涩质重。既能涩下固脱，复能重以祛怯。如张仲景治疗伤寒下痢不止，心下痞硬，利在下焦，赤石脂禹余粮丸主之，正是取其重以镇痞逆、涩以固脱泄之意。

②寒涩

病因寒而致，用药当以温；病因热而成，用药则须寒凉。故而，黄宫绣认为，凡病因热而致，需用收敛固涩时，当取药性寒凉者，以寒涩治之。如五倍子、百草煎性寒不温，为收肺虚火浮之味；粳米气味甘凉，固中除烦；蛤蜊粉气味咸冷，功专解热化痰固肺；秦皮苦寒，可入肝除热，入肾涩气。并提出用五倍子不如用粟壳之说，因粟壳之寒较五倍子稍轻，而固涩之力则较五倍子更甚。

粟壳　又名御米壳，专入肺、大肠，兼入肾。功专敛肺涩肠固肾。若嗽痢初起，则不宜用以敛涩。正如朱震亨所说："治嗽多用粟壳不必疑，但要先去病根，此乃收后药也。"（《丹溪心法·卷之二·咳嗽十六》）

龙骨、牡蛎　龙骨功与牡蛎相同，但牡蛎咸涩入肾，有软坚化痰清热之功；龙骨则甘涩入肝，有收敛止脱、镇惊安魂之妙。龙骨无止泻涩精之用，牡蛎久服能寒中。

③收敛

黄宫绣将白芍、五味子、酸枣仁、金樱子、诃子、山茱萸、赤石脂、木瓜、乌梅列为收敛之品，认为收敛用药应细审阴阳虚实，分而用之。如性寒而收者，药有白芍、牡蛎、粟壳、五倍子、百药煎、皂白、二矾；性温涩而收者，有五味子、木瓜、乌梅、诃子、赤石脂等味。现结合其阴阳寒热，选取白芍、五味子、酸枣仁、乌梅论述如下：

白芍　功专入肝经血分敛气，气若盛于血则血燥而益枯，必赖酸收之，故用以白芍敛肝之液，收肝之气，而令气不妄行。有书载白芍能补脾肺，黄宫绣究其本，认为因其肝气既收则水不克土，土安则金亦得所养，故脾肺自安。

五味子　专入肺、肾。味虽有五，而酸咸俱多。其治烦渴咳嗽、遗精汗散，因气发于肾出于肺，若阴虚火起则气散而不收，用以五味子酸咸，则气始有归宿而病除。其性虽温，但有云其能除热，是气收而火不外见之意。

酸枣仁　有生熟之分：生则能导虚热，治疗肝热好眠、神昏躁倦之症；熟则收敛津液，治疗胆虚不眠、烦渴虚汗之症。因其气香味甘，故而又能舒太阴之脾。

乌梅　酸涩而温，入肺则收，入肠则涩，入筋与骨则软，入虫则伏，入于死肌恶肉恶痣则除。然乌梅不可久服，因肝喜散恶收，久服酸味，亦伐生气。

④镇虚

黄宫绣将金银箔、铁粉、磁石、代赭石、云母石、密陀僧划为镇虚一类，认为，虚则空而不实，非有实以镇之，则易覆矣。虚则轻而易败，非有实以投之，则易坠矣。故重坠之药，亦为治病者所必需也。然用金石之品治病，亦当审其气味。并提出若病有外邪，则不可轻投金石之品。现选取磁石、代赭石论述如下：

磁石　得冲和之气，能入肾镇阴，其味辛而咸，辛主散，咸软坚；其质重，重镇怯，故凡周痹风湿而见肢体酸痛、惊痫肿核、金疮出血者，皆可用以治之。

代赭石 味苦而甘，以其体有镇怯之能，甘有和血之力，寒有胜热之义，专入心肝二经血分，凉血解热，镇怯祛毒。但若小儿因虚而有慢惊，阳虚阴痿，下部虚寒者，因代赭石沉降而乏生发之力，故当禁用。

（3）散剂

凡病伤于风、寒、暑、湿、燥、火六淫者，用药宜散宜清，而散自有经络之殊、邪气之异，故而用药当注意散寒、驱风、散湿、散热、吐散、温散、平散之不同。同时，黄宫绣提出，若邪入经络、皮毛，则不宜用散剂治之。

①散寒

黄宫绣把麻黄、细辛、紫苏、桔梗、党参、生姜、葱归为散寒之品，认为"邪之本于寒者，其散止谓之散，以寒凝结不解，不散不足启其冰伏痞塞之象也。故而用药辛热以治之，如邪初由皮毛而入太阳，其症必合肺经并见，故药必先用以麻黄以发太阳膀胱之寒，及或佐以杏仁、生姜入肺，并或止用桔梗、紫苏、葱管、党参入肺之味以进。但杏仁则专入肺散寒下气止喘；生姜则专入肺辟恶止呕；葱管则专入肺发汗解肌；桔梗则专入肺开提肺中风寒载药上浮；党参本于防风、桔梗伪造，则其气味亦即等于防风、桔梗以疏肺气。至于细辛、蔓荆，虽与诸药同为散寒之品，然细辛则宣肾经风寒，蔓荆则除筋骨寒湿及发头面风寒，皆非太阳膀胱专药及手太阴肺经药耳。他如白蔻、荜茇、良姜、干姜、川椒、红豆蔻气味辛热，并薰香气味辛平，与马兜铃、紫白石英、冬花、百部气味辛温，虽于肺经则治，然终非属入肺专品，所当分别而异视者也。"（《本草求真·卷三·散剂》）现从五脏归经中选取麻黄、细辛、桔梗论述如下：

麻黄 功用与桂枝、柴胡、葛根、芍药同属一类，桂枝解太阳风邪伤卫，葛根解阳明肌热口渴，柴胡发少阳阳邪寒热往来，而麻黄则能发太阳阴邪伤营。

细辛　能入肾润燥，此燥并非火盛水衰，阴被阳涸而成，其根本为阴盛阳衰，火屈于水，水凝不润而成，细辛味辛性温，则辛以除寒，温以燥湿，阴得解而不凝，故而得润。

桔梗　味苦气平，质乳色白，系开提肺气之圣药，可为诸药舟楫，载之上浮，能引苦泄峻下之剂上行，即清气得升，浊气自降之意。若久嗽，因其能通阳泄气，故不宜妄用。

②驱风

《本草求真》一书，将羌活、独活、防风、荆芥、川芎、白芷、薄荷、藁本、白附子、天麻、天南星、威灵仙、白蒺藜、决明子、草乌头、茵芋、桂枝、辛夷、冰片、海桐皮、皂角、肥皂荚、虎骨、山甲、麝香、白花蛇、蛇蜕、全蝎、蜈蚣、蝉蜕归入驱风一类。黄宫绣认为，邪之本乎风者，其散必谓之驱，以风善行数变，不驱不足御其奔迅逃窜之势。皆因风为阳邪，其性多动而变，故而其病症迁而莫御，用药亦当迁而莫定。进而总结出风邪侵袭不同部位的用药。如风在太阳膀胱，症见游风攻头，当用以羌活；症见风攻颠顶，则以藁本治之。其所列甚多，然其所用之药无不体现辨、变二字。现依其部位用药，选取羌活、独活、防风、藁本、冰片、麝香、威灵仙论述如下：

羌活、独活　虽同属治风药，但用各有别。羌活专治太阳之邪上攻于头，旁及周身肌表，不似独活，专理下焦风湿，病在足少阴肾气分，而不连及太阳经，且羌活气清，行气而发散营卫之邪；独活气浊，行血而温养营卫之气。羌活有发表之功，独活有助表之力。羌活行上焦而上理，则游风头痛，风湿骨节疼痛可治。独活行下焦而下理，则伏风头痛，两足湿痹可治。

防风 凡一身骨痛，当用以防风，且其能循诸经之药以为追随，故而同解毒药则能除湿扫疮，同补气药则能取汗升举。防风作为风药通用，但血虚痉急，头痛不因风寒，泄泻不因寒湿，阴虚盗汗，阳虚自汗，火升发嗽者，当慎用。

藁本 气味辛温，性虽上行，亦可循经下达。其性与川芎类似，皆能治头痛。然川芎主于肝胆，虽行头目而不及于颠顶；而藁本主于太阳及督脉，虽上下皆通，但不兼及肝胆，春夏温热头痛及血虚火炎头痛者慎用。

冰片 辛香气窜，无往不达，能治一切风湿不留内。若风在骨髓，症见痰迷窍闭者，则可用冰片引火热之气，自外而出；若风在血脉肌肉之间，用之反能引风入髓。故黄宫绣云："凡外入风邪变而为热，仍自外解得宜，若使火自内生而用此为攻逐，其失远矣！"（《本草求真·卷三·驱风》）

麝香 辛温芳烈，开关利窍，无处不到。若风在关节，症见九窍皆闭，脉症俱实，则当用其以逐风开窍。

威灵仙 辛咸气温，其性善走，能宣疏五脏十二经络，无处不到，诚风药中之善走者，凡一切风寒湿热，而见头风顽痹，癥瘕积聚，黄疸浮肿，大小肠秘，风湿痰气，腰膝腿脚冷痛皆可用之。

③散湿

黄宫绣提出，风湿、寒湿、湿痹的治疗都宜以散为主，并将苍术、厚朴、秦艽、蔓荆子归入此类。他提到"湿从风以至者，则为风湿。是风是湿非散不愈也。湿值于寒，寒气凛冽，其湿由寒至者，则为寒湿。是寒是湿，亦非由散不除也。且又好食生冷，留滞肠胃，合于雨露感冒，留结不解，随气胜复，变为寒热，以致头重如裹，皮肉筋脉，皆为湿痹，则不得不从开发以泄其势"（《本草求真·卷三·散湿》）。此类药为湿邪在上在表而用，若邪已入内，则又有渗湿泻湿诸法。现就苍术、厚朴、秦艽、蔓荆子分述如下：

苍术　能径入诸经，疏泄阳明之湿，通行敛涩，香附乃阴中快气之药，一升一降，故郁散而平；若同黄柏则能治下部湿热；同大枣则能治胁下饮澼；同二陈汤加白术、升、柴，则能以治脾湿下流，肠风带浊。

厚朴　专入脾胃。若湿在胸腹，症见痞满，则可用之。且其同解利药，则可治伤寒头痛；同泻痢药，则于肠胃能厚。

秦艽　苦多于辛，以燥阳明湿邪；辛兼以苦，以除肝胆风热，实为祛风除湿之品。风除则润，故秦艽为风药中之润剂，湿去则补，故秦艽为散药中之补剂。

蔓荆子　辛苦微温，体轻而浮，故既可散筋骨间寒湿，除头面风寒，且可利口、鼻、耳、目、二阴九窍，但若为气虚血虚，则不可用。

④散热

《本草求真·散热》中，论及升麻、葛根、柴胡、香薷、淡豆豉。黄宫绣在治疗热邪致病时提出以下用药原则：热自外生者宜表宜散，热自内生者宜清宜泻；热自外生而未尽于内者宜表宜散，热自内成而全无表证者宜攻宜下。并列举了热邪、风热、湿热、风火热毒等用药规律。如感受热邪，升麻能升诸阳而引热外出，干葛升阳明胃气而引热外出，柴胡升少阳胆热外出，淡豆豉升膈热而外出，夏枯草能散肝热外出，野菊花散肝肺热外出；风热之邪用药，辛夷散肺经风热，冰片散骨蒸风热，木贼散肝胆风热，决明子、炉甘石、薄荷散肝经风热；湿热邪气用药，芫荽能散皮肤骨节湿热，香薷散肺、胃、心湿热；风火热毒用药，蟾蜍、蟾酥能升拔风火热毒外出。现就升麻、葛根、柴胡、香薷、淡豆豉分述如下：

升麻　辛甘微苦，能引葱白入肺，发散风寒出汗；引石膏能治阳明顶颠头痛齿痛，引参、芪能入脾胃补脾，且同柴胡能引归、芪、白术甘温之药，以补卫气之散，而实其表，并治一切风陷下痢。其佐于葛根则入阳明可升津解肌；同柴胡升气，则柴胡升少阳肝经之阳，升麻升阳明胃经之阳，一左一右，相辅相成。

葛根　专入胃，兼入脾，辛甘性平，轻扬升发。入足阳明胃经，鼓其胃气上行，故可生津止渴；兼入脾经，脾主肌肉，故可开腠发汗；太阳病罢，传入阳明，头循经而痛，则可用葛根治之，若邪在太阳而略见阳明，亦可以葛根绝其路，但若为邪未入阳明，则不可用。

柴胡　黄宫绣认为，临证应用柴胡应注意三点：其一，病在太阳，用之太早，犹引贼入门；病在阴经用之则重伤其表，必得邪至少阳而药始可用；其二，治疗五痨，必诸脏诸腑夹有实热，暂可用柴胡解散。若为真虚假实，则慎用；其三，柴胡虽能引清阳之气左旋上行，然升中有散，若无归、芪同投，其散滋甚。

香薷　黄宫绣认为，香薷性温，并非沉寒，得之可上下通达而无郁滞之患。若要用以清热利水，则必细审证属阳结，而无气亏血弱。至于香薷为夏月解表之药，代茶饮，可辟暑，黄宫绣认为其说有误，是因暑热不分而致。因暑为阴证，热为阳证，气虚伤暑，再用香薷散气，则虚更甚，故伤暑不宜再用香薷。

淡豆豉　味苦气寒，为苦降下行之品，而无升引上行之力。但经火蒸后，其味虽苦，但气馨，性虽寒，但质浮，故而能升能散。得葱则发汗，得盐则引吐，得酒则治风，得韭则治痢，得蒜则止血，炒熟又能止汗。

④吐散

黄宫绣将常山、藜芦、木鳖子、胡桐泪、甜瓜蒂、莱菔子、胆矾划为吐散一类，指出邪在表宜散，在里宜攻，在上宜吐，在中下宜下，反是则悖矣！昔人谓邪在上，因其高而越之。黄宫绣依其临证经验，对吐散之品总结如下：常山、蜀漆，是吐积饮在于心下者也。藜芦、皂白、二矾、桔梗芦、皂角，是吐风痰在于膈者也。生莱菔子是吐气痰在于膈者也。乌尖附是吐湿痰在于膈者也。胡桐泪是吐肾胃热痰上攻于膈而见者也。栀子、瓜蒂是吐热痰聚结于膈而成者也。砒石是吐寒痰在于膈者也。至于膈有热毒，则有木鳖、青木香以引之。痰涎不上，则有烧盐以涌之。但吐药最峻，过用恐于元气有损，况砒石、木鳖，尤属恶毒，妄用必致生变，不可不慎。现就病因之不同选取常山、藜芦、莱菔子论述如下：

常山　辛苦而寒，有毒。功专引吐行水，为除疟疾老痰积饮要药。然用之必先分其阴阳、虚实、表里及部位，如因伤寒寒热及时气温疫，而致黄涎聚于胸中，心下牢固不解，则可用之。然亦须在发散表邪及提出阳分之后而用。

藜芦　辛少苦多，故入口即吐。若风痰膈结，而见咳逆上气者，用之则其膈部之邪悉从上而出，故书载能吐风痰在膈。宜作散剂，不可作汤剂服。

莱菔子　生用吐风痰，炒熟下气定喘。其根生用消痰除血，熟用生痰助湿。

⑤温散

温散之品甚多，《本草求真》一书将草豆蔻、草果、使君子、白豆蔻、缩砂密、木香、香附米、荜茇、艾叶、大茴香、小茴香、益智、山奈、甘松、良姜、干姜、藿香、熏香、排香草、石菖蒲、半夏、烟草、延胡索、丁香、白檀香、苏合香、安息香、乌药、吴茱萸、樟脑、川椒、胡椒、松脂、麦芽、大蒜、薤、胡荽、白芥子、雄黄、石灰、伏龙肝等列入此类。黄宫绣指出，寒气久滞于内，用药当以辛温之味，温而散之。并认为其用药实为中虚寒滞所用，治疗当以中焦为主。其用药经验如下：温中行气快滞之品，木香、香附、干姜、半夏、胡椒、吴茱萸、使君子、麦芽；温中而兼散上焦之寒者，荜茇、藿香、菖蒲、延胡索、安息香；温中而兼散下焦之寒者，益智仁、蛇床子、大小茴香；温中而兼通外者，草果、苏合香、樟脑、大蒜、艾叶、白芥子；温中而能通上彻下者，丁香、川椒。并总结出温中之味，其气兼浮而升，则其散必甚；温中之味，其气必沉而降，则其散甚微；温中其气既浮，而又表里皆彻，则其散更甚而不可解的药物特性。现依据其功用之不同，选取木香、延胡索、干姜、白芥子、丁香论述如下：

木香　为三焦气分要药。然三焦则又以中为要，故凡脾胃虚寒凝滞而见吐泻停食，肝虚寒入而见气郁气逆者，服此辛香味苦，则能下气而宽中矣。中宽则上下皆通，故而为三焦宣滞要药。

延胡索　气味辛温，入足厥阴肝、手少阴心经，可行心、肝血中气滞，气中血滞，因其性温，则于气血能畅；味辛，则于气血能润能散。又不通则痛，其能行气行血，故又可理一身上下诸痛。然其无益气之情，故而虚人用之当以补药同施。

干姜　同五味能通肺气而治寒嗽；同白术能燥湿而补脾；同归、芍则能入气而生血，故凡因寒内入而见脏腑痼蔽、关节不通、经络阻塞、冷痹寒痢、反胃膈绝者，无不借此以为拯救。除寒炒黑，其性更纯，味变苦咸，力主下走。黑又止血，辛热之性虽无，而辛凉之性尚在，故能去血中之郁热而不寒，止吐血之妄行而不滞，较之别药，徒以黑为能止血为事者，功胜十倍！血寒者可多用，血热者用不过三四分作为向导而已。

白芥子　气味辛温。能治胁下及皮里膜外之痰。究其因，辛以入肺，温能散表，痰在胁下、皮里膜外，得此辛温而化，则内外宣通。然其大辛大热，不可久服，当中病即止。

丁香　辛温纯阳，力直下达，服之逐步开关，直入丹田，而使寒去阳复，胃开气舒，不致上达而为病，故黄宫绣认为其是暖胃补命之要剂。

⑥平散

黄宫绣指出，药有平补，亦有平散，故而将木贼、苍耳子、豨莶草、夏枯草、青木香、野菊花、浮萍、甘菊、款冬花、马兜铃、白及、槟榔、大腹皮、五加皮、薏仁、石楠叶、橘皮、青皮、荷叶、神曲、炉甘石、白石英、紫石英、僵蚕、蚕沙归为此类，并详细区分了不同证候下的用药规律。如治风与湿，以苍耳子治疗疥癣周痹、蚕沙治瘙痒消渴、豨莶治麻木冷痛、浮萍治肤痒水肿、炉甘石治目翳疳蚀等，皆能使其风散湿除。治风与热，甘菊、蕤仁、木贼治疗目翳遮睛，烂弦胞肿；石南叶治疗风热蒸腾，肾阴不固等，此皆能使其风息热退。治寒与热，以款冬花治咳嗽不止；荷叶治头面风痛；马兜铃治肺热痰喘，声音不清；紫白石英治疗寒燥不润；夏枯草治疗肝经郁热不散；五加皮治疗风寒湿热脚气；僵蚕治疗风寒痰湿，皆能使其寒热悉去。至于治气，则又止用橘皮之宣肺燥湿，青皮之行肝气不快，神曲之疗六气不消，槟榔、大腹皮之治胸腹痞胀，白及之散热毒而兼止血，野菊花之散火气、痈毒疔肿、瘰疬目痛，青木香之除风湿恶毒气结，皆能使其诸气悉消。凡此药虽轻平，而用与病符，无不克应。现依其规律并结合五脏归属，选取青皮、款冬花、紫石英、神曲论述如下：

青皮　独入于肝经，味苦，故而可入肝而下气。然其兼有辛气内存，故在下气之中带有宣散之意，故书载其有发汗之力。若有汗气虚者忌服。

款冬花　辛温纯阳，功能泻热消痰除烦，定惊明目，治咳逆上气喘渴，及喉痹，肺痿，肺痈，咳吐脓血等症。黄宫绣认为，纯阳者，因其气味上达，入阳而不入阴。且经霜雪而秀，故谓其气纯阳。所谓能治咳逆者，因其咳因寒入，得此温暖以为疏滞，则寒自顺而下矣。所谓能除热痰而嗽者，亦是热因寒入，痰因热成，除寒而热可清，除热而寒自解。款冬花虽为纯阳之品，然其于火不克不助，故而辛温之内，有和缓之意，所以可为寒热虚实通用。

紫石英　专入肝、心经，其色紫，故而能直入血分，凡妇人子户因于风寒内乘绝孕，男子寒热咳嗽惊悸，梦魂不安，服此则能镇魄安神，为心、肝经温血要药。

神曲　专入脾、胃经，由白面、杏仁、赤小豆、青蒿、苍耳、红蓼六味作饼蒸郁而成，其性六味为一，故而其可散气调中、温胃化痰、逐水消滞。合补脾等药并施则佳。孕妇无积及脾阴不足胃火旺者不宜使用。

（4）泻剂

黄宫绣通过对前人理论的研究发现，泻剂唯用于禀体素厚，脏气偏胜，或外邪内入，阻遏生机者，并将泻剂分为渗湿、泻湿、泻水、降痰、泻热、泻火、下气、平泻八类。

①渗湿

黄宫绣将通草、土茯苓、茯苓、茯神、鲤鱼列为渗湿之品，其认为外受湿邪，用药当以清淡甘平为主，以达渗湿之目的。其将渗湿药物划归于各脏腑，如扁豆、山药、茯苓、浮萍、通草、泽兰能渗脾胃之湿；榆白皮、冬葵子、神曲、石钟乳能渗肠胃之湿；茯神、萱草为渗心经湿邪之良药；若痰湿蕴肺，汗闭不泻，则可以姜皮发之；若湿邪困肝，则以天仙藤治之。现依其脏腑所归，选取通草、茯苓、茯神论述如下：

通草　类灯心，功同入肺，引热下降，及利小便，通淋治肿。然通草体大气轻，渗淡殆甚，能升能降，既可入肺而清热，复能上行而通胃。灯心草质小气寒，兼降心火，而通草兼入胃通气上达而下乳汁。临证应用需当鉴别如是。

茯苓　色白入肺，味甘入脾，味淡渗湿，可上渗脾肺之湿，下伐肝肾之邪。其气先升，以清肺化源；后降，而下降利水。故而，凡水湿致病，皆可用其治之。是以健脾，则因水去而脾自健之意。

茯神　功用与茯苓无异，然其专入心经，以导其痰湿，故能使心与肾交通，而达安神之功。

②泻湿

泻湿与渗湿有所不同。如《本草求真》所云："渗湿者，受湿无多，止用甘平清淡，使水缓渗，如水入土，逐步渗泄，渐渍不聚。泻湿者，受湿既多，其药既须甘淡以利，又须咸寒以泻，则湿始从热解。"（《本草求真·卷五·泻剂》)然泻湿亦需根据不同脏腑而用药，如湿在肺者，则用薏苡仁、黑牵牛、车前子、黄芩、白薇泻之；湿在脾胃，则以木瓜、白鲜皮、蚯蚓、白矾、寒水石为用；湿在肠胃而不清者，则可用萹蓄、茵陈、苦参、刺猬皮之类；湿在心而不化者，则可用灯草、木通、黄连、连翘、珍珠、苦楝子之类。其他，如湿邪困肾，症见血瘀溺闭，则可用琥珀、海石；症见水气浮肿，可用海蛤。湿邪困肝，症见惊痫痉疟，可用龙胆；症见风湿内乘，小便痛闭，可用萆薢。现根据所归脏腑之不同，选取灯心草、车前子、萹蓄、苦参、猪苓论述如下：

灯心草　专入心，味淡而寒，可降心火，心火清则肺金肃；心与小肠相表里，则热尽从小便而出，热去则血宁，故能止血通淋，泄上焦伏热，是为五淋之圣药。

车前子　专入肝、肺，甘咸性寒。黄宫绣认为，膀胱湿热，虽有膀胱水涸不能化阳，然亦有肝、肺感受风热，以致水不克火所致。故而，用车前子清肝肺，兼咸下降以清水道，而使膀胱湿热得清。

萹蓄　专入脾，功专利水清热，除湿杀虫。然此止属治标，不能益人，故不可常用。

苦参　黄宫绣认为，诸参除人参可以言补，余不得以补名之。凡味惟甘为正，惟温为补。然苦参味同黄柏，寒类大黄，阴似朴硝，为极苦极寒之品，无补可言，故多用此杀虫除风，逐水去疸，扫疥治癞，开窍通道，清痫解疲。若脾胃虚寒，则当慎用。

猪苓　黄宫绣在《本草求真》中提到，猪苓与泽泻相类，同入膀胱肾经，解热除湿，行窍利水。然水消则脾必燥，水尽则气必走。泽泻虽同利水，性亦类燥，然咸性居多，尚有润存，泽泻虽治火，性亦损气，然润能滋阴，尚有补在，故猪苓必合泽泻以同用，则润燥适均，而无偏颇之患矣。至于茯苓，虽属渗剂，有湿自可以去。然茯苓则入气而上行，猪苓则入血而下降。对于暑邪湿热内闭之症，多以其渗湿利水消肿之功宣导，引邪外出。猪苓临证不宜久服，久服恐致损目，因其专司引水，津液易耗之故。

③泻水

黄宫绣将大戟、芫花、甘遂、商陆、海藻、葶苈、白前、续随子、瞿麦、石伟、紫贝、田螺、蝼蛄归为泻水之品。其认为，若水势急迫，则非甘淡所可渗，苦寒所可泻，必得极辛极苦极咸极寒极阴之品以泻之，故有泻水之说。然因所停脏腑不同，用药亦有不同。如大戟、芫花、甘遂虽同为治水之药，但大戟善泻脏腑水湿，芫花善通里外水道，甘遂则善泻经隧水湿；葶苈、白前同为入肺治水之剂，但葶苈善合肺中水气以为治，白前善搜肺中风水以为治。现根据脏腑部位，选取大戟、芫花、甘遂、白前论述如下：

大戟　气味苦寒，性秉纯阳，峻利居首，上泻肺气，下泄肾水，兼因味辛，旁行经脉，无处不到。黄宫绣认为，其临证应用必实证、实热、实脉，方可用。非实莫用，否则泻肺伤肾。若中其毒者，惟菖蒲可解。

芫花　主治与大戟、甘遂相似，皆能达水饮窠囊隐僻之处。然芫花味苦而辛，苦则内泄，辛则外搜。故凡水饮痰癖，皮肤胀满，喘急痛引胸胁，咳嗽胀疟，里外水闭，危迫殆甚者皆可用芫花治疗。

甘遂　能于肾经或隧道水气所结之处奔涌直决，使之尽从谷道而出，为下水湿第一要药。黄宫绣认为，其可泻经隧水湿，凡因实邪，元气壮实，而致隧道阻塞，见水肿蛊胀、疝瘕腹痛者，无不以此迅利以开决水道。

白前　专入肺，为降气祛风除痰要药。其可搜肺中风水，虚者不宜用之。

④降痰

痰之见病甚多，但立治甚少。故黄宫绣将瓜蒌仁、天花粉、贝母、竹沥、白果、礞石、白矾、牛黄归入此类。更在《本草求真》中，提到治痰之法及其用药规则。如痰之在于经者，宜散宜升；痰之在于上者，宜涌宜吐；痰之在中在膈，不能以散不能以吐者，宜降宜下，此降之法所由起也。第降有在于肺以为治者，如栝蒌、贝母、生白果、杏仁、土贝母、诃子之属是也。有在胸膈以为治者，如硼砂、礞石、儿茶之属是也。有在心肝以为治者，如牛黄之属是也。有在肝胆以为治者，如全蝎、鹤虱之属是也。有在皮里膜外以为治者，如竹沥之属是也。有在脾以为治者，如密陀僧、白矾之属是也。有在肾以为治者，如沉香、海石之属是也。现依其脏腑部位选取贝母、竹沥、牛黄论述如下：

贝母　味苦而辛，其性微寒，故能止心肺燥郁，痰食壅盛及虚劳烦热，治肺痿肺痈，喉痹，咯血吐血，目眩淋沥，瘿瘤乳闭，难产，恶疮不敛等火热证候。若用其治咳，则需与半夏区别使用，半夏兼治脾肺，贝母独清肺金；半夏用其辛，贝母用其苦；半夏用其温，贝母用其凉；半夏性速，贝母性缓；半夏散寒，贝母清热。气味阴阳，大有不同。

竹沥　性滑流利，走窍逐痰，故为中风要药。以中风莫不由于阴虚火旺，煎熬津液成痰，壅塞气道，不得升降，服此流利经络，使痰热去，气道通，而外症得愈。火燥热者宜之。若脾胃肠滑，寒痰湿痰，食积生痰，则不可用。

牛黄　专入心肝，味苦性凉，可清心肝热痰。若中风不语，其邪入脏，九窍多滞则可用之；若中腑而见四肢不利，中经而见口眼㖞斜，非开痰顺气，养血活血，用牛黄投治，则可引邪深入。脾胃虚寒者忌之。

⑤泻热

黄宫绣将牵牛、大黄、连翘、前胡、白薇、白蔹、紫菀、芦根、贯众、青葙子、竹茹、淡竹叶、天竺黄、秦皮、川楝子、蒙花、柿蒂、梨、西瓜、铜青、海石、空青、石膏、青盐、食盐、朴硝、玄明粉、寒水石、雪水、孩儿茶、熊胆、石决明、珍珠、金汁、秋石归为此类，并以泻为法，参照前人方书，总结了泻脏腑之热的主要药物。如热在肺者，则用黄芩、知母；在胃，则用大黄、石膏、朴硝；在心，则用黄连、山栀、连翘、木通；在肝，则用龙胆、青黛；在肾，则用童便、青盐；在脾，则用石斛、白芍。现依其脏腑分类，选取大黄、连翘、前胡、紫菀、青盐论述如下：

大黄　专入脾、胃。凡邪入胃腑，而见日晡潮热、谵语斑狂、便秘硬痛手不可近，及瘟热瘴疟、下痢赤白、腹痛里急、黄疸水肿、积聚留饮宿食、心腹痞满、二便不通、与热结血分、一切癥瘕血燥、血秘实热，用之皆能推陈出新，定乱致治。若病在上脘，则不可用大黄，用之则反致热结不消。

连翘　专入心，味苦微寒。可解心经热邪，为泻心要剂。且诸痛疮疡皆属心火，故而其又为疮家圣药，但其清而无补，故痈疽溃后不宜用。

前胡　黄宫绣认为其可降肝胆外感风邪痰火实结，与柴胡均为风药，一升一降，用各不同。症外感绝少，只属阴虚火动，并气不归元，胸胁逆满者忌用。

紫菀　专入肺，入肺金血分，故可治虚劳咳嗽、惊悸、吐衄诸血，又能通调水道，以治溺涩便血。且其辛而不燥，润而不滞，故于肺实有益。然其性多疏泄，故肺虚干咳不宜用之。

青盐　又名戎盐，禀至阴之气凝结而成，其味咸，气寒无毒，能入少阴肾，以治血分实热，故凡因肾起而见小便不通，胃中瘀赤涩昏及吐血溺血、齿舌出血、牙龈热痛，皆可用此治之。

⑥泻火

黄宫绣将黄芩、黄连、胡黄连、知母、青黛、龙胆草、玄参、射干、天冬、丹皮、黄柏、桑白皮、山栀子、地骨皮、枇杷叶、茶茗、犀角、羚羊角、人中白、童便划归为泻火一类。认为惟是火之所发，本有其基；药之所主，自有其治；气味不明，则治罔不差。故而用药当视其脏腑、病症用之。如大黄是泻脾火之药；石膏、茅根是泻脾胃之药；黄芩、生地是泻肺火之药；火盛则痰与气交窒，宜用栝蒌、花粉；火盛则水与气必阻，宜用桑白皮；火盛则骨必蒸，宜用地骨皮；火盛则三焦之热皆并，宜用栀子；火盛则肺化源不清，宜用天冬、麦冬；火盛则必狂越躁乱，宜用羚羊角；火盛则气必逆而嗽，宜用枇杷叶；火盛则必夹胃火气上呃，宜用竹茹；此非同为泻肺之药乎？黄连、犀角是泻心火之药也；火盛则小肠必燥，宜用木通、灯草；火盛则喉必痹而痛，宜用山豆根；火盛则目必翳而障，宜用熊胆；火盛则心必烦躁懊恼，宜用栀子；火盛则口必渴而烦，宜用竹叶；火盛则肺失其养，宜用麦冬；火盛则血必妄沸，宜用童便、生地；火盛则忧郁时怀，宜用萱草；至于青黛、龙胆草，泻肝之火，然必果有实热实火者方宜，若止因火而见抽掣，多用钩藤；因火而见目障，多用熊胆；因火而见骨蒸，多用青蒿草；因火而见惊痫骨痛，多用羚羊角；因火而见口舌诸疮，可用人中白；因火而见时疾斑毒喉痹，多用大青叶；因火而见寒热往来，则用黄芩，此皆为泻肝之法。而胆火则必用以胆草、大青、青黛。若在肾火，症见骨蒸劳热，不得不用黄柏；症见咽痛不止，多用玄参；症见杨梅恶毒，不得不用胡连；症见头目不清，痰涎不消，多用茶茗；症见火留骨筋，不得不用青蒿草；症见无汗骨蒸，不得不用地骨皮，此皆为泻肾之药。而膀胱火起，必用人中白、童便，及三焦火起必用青蒿草、栀子。现依其脏腑分类，选取玄参、黄柏、天冬、青黛论述如下：

玄参　专入肾，苦咸微寒，可制肾浮游之火攻于咽喉，然因其性寒，且并无滋阴之力，故而止可暂治，以息其火，并非像地黄禀性纯阴，力能壮水，以制阳光。因此非真阴亏损，必藉此以治之。

黄柏　性禀至阴，味苦性寒，行隆冬肃杀之令，故独入少阴泻火，入膀胱泻热，并无滋阴之力。言其有滋阴之力，多因其苦燥，性寒，功能燥湿清热，使阴不受煎熬而得长，并非真阴虚损，服其有滋润之力。

天冬　专入肺，只有泻肺火之功，而无补肾水之力。至于所说可补肾水，皆是因其可清肺金。肺本清虚，若火热袭肺，则气行而不生，肺金失养，且肺为肾母，肺金失养则肾亦燥而不宁，故言此可补肾水，实为金水相生之意。

青黛　专入肝，大泻肝经实火及散肝经火郁。故凡小儿风热惊痫，疳毒，丹热痈疮，蛇犬等毒，金疮血出，噎膈蛊食，并天行头痛，瘟疫热毒，发斑，吐血，咯血，痢血等症，皆可用此治之。

⑦下气

气之源，发于肾，统于脾，而气之出，由于肺。故而，黄宫绣认为，降气之药每出于肺居多，而肾与脾与肝，止偶见其一二。如：马兜铃因入肺清热，而降其气；苏子因入肺宽胸消痰，止嗽定喘，而下其气；杏仁因入肺开散风寒，而下其气；枇杷叶因入肺，而降其气；葶苈因入肺消水，而下其气；桑白皮因入肺泻火利水，而通其气；旋覆花因入肺消痰除结，而下其气；瓜蒌、花粉因入肺消痰清火，而下其气；续随子因入肺而泻湿中之滞；枳壳因入肺宽胸开膈，而破其气；枳实降气，以胸膈之下为主；三棱破气，则在肝经血分之中；赭石则入心肝二经，凉血解热，而气得石以压而平；郁李则入脾中，而兼行水破瘀；山甲则破痈毒结聚之气，而血亦消；荞麦则消肠中积滞之气；炒熟莱菔子则下肺喘而消脾滞；至于沉香、补骨脂，是引肾真火收纳归宅，黑铅是引肾真水收纳归宅，皆能下气定喘。现依下气缘由之不同选取旋覆花、枳实论述如下：

旋覆花　味苦而咸，性主下降，凡心脾伏饮，胁下胀满，胸上痰结，唾如胶漆，风气湿痹，皮间死肉，服之即能有效。除此之外，其亦能续筋敷伤，正如黄宫绣书载："筋断，捣汁滴伤处，以滓敷上，半月即愈。时珍曰，凡藤蔓之属，象人之筋，所以多治筋病，旋覆花藤细如筋，可啖，故能续筋敷伤。"（《本草求真·下气》）

枳实　气味与枳壳无异。枳壳体大气散，仅为利肺开胸宽肠之味，气在胸中，用以枳壳；气在胸下，则用枳实。气滞用枳壳，气坚则用枳实。

若气虚痞满而用枳壳、枳实，则无异于抱薪救火。

⑧平泻

所谓平泻，从轻酌泻之意。故黄宫绣将沙参、薏苡仁、麦冬、百部、百合、石斛、钩藤、白茅根、青蒿、萱草、山楂、粳米、米醋、阴阳水、鳖甲列入此类，并认为凡人脏气不固，或犯实邪不泻，则养虎贻患，过泻则有损真元，故仅酌其微苦微寒、至平至轻之剂以进。如泻脾胃虚热，不必过用硝黄，但取石斛轻淡以泻脾，茅根以泻胃，柿蒂以敛胃蕴热邪，粳米、甘米甘凉以固中而已。泻肺不必进用黄芩、知母，但用沙参清肺火热，百部除肺寒郁，百合清肺余热，薏苡仁清肺理湿，枇杷叶清肺下气，金银花清肺解毒而已。泻肝不必进用胆草、青黛，但用鳖甲入肝清血积热，消劳除蒸，旱莲草入肝凉血，青蒿草清三焦阴火，伏留骨节，白芍入肝敛气，钩藤入肝清热除风而已。泻心不必黄连、山栀，但用麦冬清心以宁肺，连翘清心以解毒，竹叶清心以涤烦，萱草清心以醒忧利水，郁金入心以散瘀，丹参入心以破血而已。泻肾不必进用黄柏、童便、知母，但用丹皮以除无汗骨蒸，地骨皮以除有汗骨蒸而已。至于调剂阴阳，则或用以阴阳水止嗽消渴；解毒则或用茅苣，散瘀行血，则或用蒲黄、没药、苦酒；开郁则或用木贼、蒙花、谷精草而已。现依脏腑选取沙参、薏苡仁、石斛、鳖甲论述如下：

沙参　专入肺，甘苦而淡，性寒体清，可清肺热泻肺火。凡久嗽肺痿，金受火克者，服此最宜，皆因热气熏蒸，非用甘苦轻淡，不能以制焚烁之势。故嗽必藉此止。若寒客肺中作嗽，则用之当慎。

薏苡仁　为治痿要药。如其书提到："筋为厥阴所主，而亦藉于阳明胃土以为长养，盖阳明胃土，内无湿热以淫，则肺上不熏蒸焦叶，而宗筋亦润，宗筋润则筋骨束而机关利，所以痿厥多因肺热焦叶，机关不利，而治痿则独取于阳明。故薏苡清热除湿，实为治痿要药。"(《本草求真·卷

七·平泻》）

石斛　可入脾而除虚热，入肾而涩元气，能坚筋骨，强腰膝。故凡骨痿痹弱、囊湿精少、小便余沥者可用之。

鳖甲　专入肝，为除热削肝之品，非滋肝之药。凡厥阴血分积热，而见劳嗽骨蒸，寒热往来，温疟疟母及腰腹胁坚，血瘕痔核，经阻产难等阴虚邪入之症，皆可使鳖甲入阴除热散结而治之。若肝虚无热，则不可用。

（5）血剂

人之一身，气以卫外，血以营内。血不可无气以统，气不可无血以附。若血盛于气，则血泣而不流；气胜于血，则血燥而不通；若气血并胜，并夹有积热，则致瘀块不消，而使血行不畅。针对出血症，黄宫绣指出，该病应结合出血部位及其虚实予以辨别。如：血出于鼻，是由清道；血出于口，是出浊道；血出于咳衄，是出于肺；血见于呕，是出于肝；血见于吐，是出于胃；血由痰涎而带，是出于脾；血见于咯，是出于心；血见于唾，是出于肾。血由耳出，其名曰衄；血由鼻出，其名曰衄；血由肌肤而出，其名曰血汗；血由口鼻俱出，其名曰大衄，此皆当详其虚实以治。若血之下而清者，营虚有热；血之下而浊者，热与湿蒸。血色鲜者属火发，血色黑者属血燥极。血与泄物并下者，属有积，或因脉络受伤。血从尿出者，属阴虚火动，或因房劳过度，营血妄行。血色黑黯，面色枯白，尺脉沉迟者，属下元虚寒，阳虚阴走。呕吐而见血色紫凝者，属热甚销铄，故见稠浊。热甚水化，故血见黑而紫。血从汗者属火，喜伤心，喜则气散，故血随气以行。血在粪前者为近血，其血由于大肠。血在粪后者为远血，其血自于肺胃，由气虚肠薄，故血渗入而下出也。血自口鼻上出，为阳盛阴衰，有升无降。临证中当细审其因而灵活用药。故而，黄宫绣在治疗血症时，将治血之药分为温、凉、下三种分而用之。

①温血

黄宫绣认为，若血盛于气，则气失所司，而血愈寒愈滞，故而用药必得其气稍厚以为主，并依次将鸡苏、泽兰、大小蓟、砂糖、谷精草、王不留行、天仙藤、骨碎补、桂心、乳香、酒、韭菜、墨、百草霜、兔屎、海螵蛸归为温血之品。现依脏腑之不同，选取鸡苏、谷精草、骨碎补、桂心论述如下：

鸡苏　即龙脑薄荷，又名水苏。味辛微温，性主降，多于血分温利。故凡肺气上逆，而见头风目眩与血瘀血热，而见肺痿血痢、吐衄崩淋、喉腥口臭邪热者，皆可用此以宣泄，但表疏汗出，则不可用。

谷精草　专入肝，兼入肾，味辛微苦气温。其辛能散结，温能通达，故凡一切风火齿痛，喉痹血热，疮疡痛痒，肝虚目翳涩目，雀盲至晚不见，并痘疾伤目，痘后星障，服其立可见效。

骨碎补　专入肾，兼入心。味苦而温，可入肾补骨，入心破血。故凡属肾虚耳鸣，肾之开阖无权而久泻，皆可用之。其与补骨脂相似，但不如补骨脂性专固肾通心，且无逐瘀破血之治。

桂心　专入心，为肉桂去皮取心者，味甘辛热，为专温营分之里药。故其治在于里不在于躯壳，非若肉桂，未去外层皮肉，其治在通经达络，以除风寒湿痹，而不入心腹之内。

②凉血

血热用药以凉，若使血热不凉，则血益结而不散矣。然凉血药味甚多，若辨析不明，则用多不合，故黄宫绣依其临证经验对凉血药加以总结，将生地黄、红花、紫草、旱莲草、赤芍、地榆、卷柏、银柴胡、蒲公英、凌霄花、槐角、侧柏叶、辰砂、猪尾血、兔肉、青鱼胆、夜明砂、血余，归入凉血之类，并对凉血之品因其效用加以描述。如：有心胃热极，症见吐血，可用犀角；心脾热极，症见喉痹，可用射干；肝胃热极，症见呕吐血逆，可用茅根；肠胃热极，症见便血，可用槐角、地榆；心经热极，症见惊惕，可用辰砂；毒盛痘闭，干红晦滞，可用猪尾血；目盲翳障，血积上攻，可用夜明沙、谷精草、青鱼胆；瘀血内滞，关窍不开，可用发余；肝木失制，呕血过多，可用侧柏叶；火伏血中，肺痈失理，可用凌霄花；肝胃血燥，乳痈淋闭，可用蒲公英；至于肠红脱肛，血出不止，可用炒卷柏；血瘕疝痹，经闭目赤，可用赤芍药；诸血通见，上溢不下，可用生地黄；心肾火炽，血随火逆，可用童便；肝肾火起，骨蒸血结，可用童便。其他，崩带惊痫，噎膈气逆，可用代赭石；湿热下注，肠胃痔漏，可用刺猬皮；血瘀淋滴，短涩溺痛，可用琥珀；心肝热极，恶疮目翳，可用龙胆；齿动须白，火疮红发，可用旱莲草。但其诸药性寒，则凡血因寒起，当知所避。现依脏腑归经，选取赤芍、银柴胡、槐角论述如下：

赤芍　与白芍主治略同，但白芍有敛阴益营之力，赤芍则有散邪行血之功；白芍能于土中泻木，赤芍能于血中活滞。至于其产后忌用，黄宫绣认为，须审脉证及脏之偏胜而定。如脏阳脉证俱实者，虽在产后，亦可用之。

银柴胡　专入肾，兼入胃，味甘微寒。其与石斛皆可入胃而除虚热，但石斛则兼入肾，涩气固筋骨，此则入肾凉血。且银柴胡气味下达，而北柴胡能升少阳清气上行，故不可不辨而混用。

槐角　其气纯阴，为凉血要药，可除热、散结、清火。至于有言其可疏肝经风热，并非其具有解表之力，而是其可清热，热除而风自息之故。

③下血

血瘀之极，积而为块，若治以温药，则增热；若治以寒凉之药，可能形成壅滞。唯有疏泄以及苦咸烈毒之品可治。但破血下血之药众多，临证治疗当审证明确，对症用药。如症兼寒兼热，内结不解，则宜用莪术、桃仁、郁金、益母草以为之破，取其辛以散热，苦以降结。瘀气结甚，则宜用斑蝥、干漆，取其气味猛烈，得以骤解之意。寒气既除，内结滋甚，则宜用丹参、郁李、没药、姜黄、三七、紫菀、紫参、贯众以为之下，取其苦以善降，不令内滞。寒气既除，瘀滞不化，则宜用蒲黄、苏木疏泄，取其气味宣泄，不令郁滞之意。借其咸味引血下走，则有茜草、血竭、瓦楞、紫贝、鳖甲可取。借其质轻灵活不滞，则有莲藕、花蕊石可投。借其阴气偏布可解，则有螃蟹、蚯蚓可啖。借其酸涩咸臭以解，则有皂矾、五灵脂可入。唯有苦温而破，则又更有刘寄奴等味。但刘寄奴、自然铜、古文钱、三七、血竭、没药，多用于跌仆损伤；蚯蚓用于解毒；丹参用于血瘀神志不安；水蛭、虻虫、桃仁用于蓄血；花蕊石用于金疮血出；五灵脂、益母草、蒲黄用于妇人血滞；茜草用于妇人经闭不解；瓦楞子用于妇人块积；斑蝥用于恶疮恶毒；郁金用于血瘀胞络痰气积聚；莪术用于血瘀积痛不解；郁李仁用于下气行水破血；干漆用于铲除老血蛊积；紫贝用于血蛊水积；贯众用于时行不正之气；鳖甲用于劳热骨蒸；紫参用于血痢痈肿；姜黄用于脾中血滞；苏木用于表里风起；皂矾用于收痰杀虫除湿；生藕用于通调津液；至于斑蝥、干漆、三七、水蛭、虻虫、螃蟹、瓦楞子、花蕊石，尤为诸剂中败血之最。现选择莪术、干漆、丹参、苏木、血竭论述如下：

莪术　专入肝，可泻肝气分之血。其气味辛温，复于气分逐血。故凡气因血室而见积痛不解、吐酸奔豚、痞痹癥瘕，皆可用此调治。皆因气自血而顺，而不致闭结不解。

干漆　专入肝、脾，味辛气温，有降无升，专破日久凝结之血，削年深坚结之积。其可除老血、久积、伏蛊，若无积血者则不可用，用之则伤营血，损胃气。

丹参　专入心包，兼入肝。味苦色赤，性平而降。可破心包血瘀，安神志。有云其可生新安胎，调经除烦，养神定志，及一切风痹、崩带、癥瘕、目赤、疝痛，皆是因瘀去而病无不除之理。

苏木　功效与红花相似，少用能和血，多用则能破血，红花性温，此则性微寒凉。凡病因表里风起，而致血滞不行，产后血晕胀满，血痛，血瘕，经闭，气壅，痈肿，跌扑损伤，皆可因症合他药以治。若产后恶露已尽，大便不实则当禁用。

血竭　专入肝，味甘而咸。然五味惟甘主补，咸主消。其味甘，虽可合血收口，止痛生肌；然味咸，则可引脓。黄宫绣认为，其可入肝血分破瘀，故凡跌扑损伤，气血搅刺，内伤血聚，可同酒调服以治。然其性最为急迫，引脓甚利，故不可多服。血病无积瘀者则不可用之。

（6）杂剂

病因虚实异形，寒热异致，有内滞不消而为传尸鬼疰，有外结不散而为痈疽疮疡，其用药有异于常，故黄宫绣将其另分"杂剂"一项。

①杀蛊

黄宫绣将鹤虱、雷丸、芦荟、大枫子、榧实、水银、银朱、轻粉、谷虫归入"杀蛊"一类。其认为，蛊之生，本于人之正气亏损而成；体实者，则蛊不易生，即生亦易殄灭；体虚者，其虫乘空内蓄，蓄则即为致害，害则非易治疗。黄宫绣经过长期临证，总结出杀蛊的用药经验。如黄连、苦参、黑牵牛、扁蓄，是除湿热以杀蛊之药；大黄、朴硝，可除热邪以杀蛊；苦楝子、青黛、蓝子，可除郁热以杀蛊；雷丸、芦荟、蚯蚓，可除热积以杀蛊；贯众可除时行热毒以杀蛊；青葙子可除肝经风热以杀蛊。故其为药，皆寒而不温。苍耳子、松脂、密陀僧，可除风湿以杀蛊。故其为药，稍温而不凉。川椒、椒目，可降寒湿水湿以杀蛊。故其为药，温燥而不平。苏合香、雄黄、阿魏、樟脑、蛇蜕，可除不正恶气以杀蛊。故其为药，最辛最温。水银、银朱、轻粉、铅粉、黄丹、大枫子、山茵陈、五倍子、百药煎，可除疮疥以杀蛊。故其为药，寒热皆有。紫贝、桃仁、干漆、皂矾、百草霜，可除血瘀以杀蛊。故其药亦多寒热不一。厚朴、槟榔，可除湿满瘴气以杀蛊，故其为药苦温而平。谷虫、鹤虱、使君，是除痰食积滞以杀蛊，故其为药又温而又寒。獭肝是补肝肾之虚以杀蛊之药，故其药味咸而气温。至于榧实则能润肺以杀蛊，乌梅则能敛肺以杀蛊，百部则能清肺散热以杀蛊，皆有不甚寒燥之虞。且蛊得酸则止，凡乌梅、五倍子等药，为最酸之味以止其蛊；得苦则下，凡大黄、黄连、苦楝根、芦荟、苦参，则是至苦之味以下其蛊；得辛则伏，凡川椒、雄黄、干漆、大枫子、阿魏、轻粉、樟脑、槟榔，为最辛之味以伏其蛊；得甘则动，凡用毒蛊之药，必加甘蜜为使，为用以至甘之味以引其蛊；至于寒极生蛊，可用姜附以为杀。蛊欲上出，可用藜芦上涌以为杀。热闭而蛊不下，可用芫花、黑牵牛以为杀。蛊食龋齿，可用胡桐泪、莨菪、韭子、蟾酥以为之杀。蛊食皮肤而为风癣，可用川槿皮、海桐皮以为杀。九蛊阴蚀之虫，可用青葙子、覆盆叶以为之杀。痨瘵之蛊，可用败鼓心、虎粪骨、獭爪、鹳骨以为之杀。但用多属辛苦酸涩，惟使君、榧实治蛊。现依功用及五脏分属不同，选取雷丸、芦荟、榧实论述如下：

雷丸　功专入胃除热，消积化蛊。故凡湿热内郁，癫痫狂走，汗出恶风，虫积殆甚，腹大气胀，蛊作人声者，可用其治之。然其秉性纯阴，兼味至苦，故惟利男子，不利妇人，因妇人属阴，故于阴物不宜。无蛊积者，不可妄用。

芦荟　专入肝，兼入脾、心。功专杀蛊除疳，安心明目，为小儿惊痫疳积上品。且可吹鼻杀脑疳，除鼻痒。然因其苦寒之性，易伤脾土，故胃虚少食者，则不可用。用之则入口便大吐逆，遂致夺食泄泻。

榧实　甘润，凡肺不润而燥者，得此则宜，故有解燥除热之功。而其性寒，甘润，故而服之燥气悉除，肠胃顿清，气自尔不结，并非书云温能散气。至于其有毒无毒一说，黄宫绣认为，其言有毒，非毒人之毒，实为毒虫之毒。凡一切肺燥而见咳嗽不宁，腹中不和，五痔恶毒，小儿黄瘦便秘不解，皆可用其治之。然因其甘润之性，不可多食，多食恐有滑肠之虞。

②发毒

黄宫绣指出，痈疽，其毒气未深，等于伤寒，邪初在表，其药止宜升发，而慎用苦寒，俾其毒从外发，若稍入内为殃，则毒势缠绵不已，而有毒攻心则必死。故认为痈疽治疗当从外发之，从而列发毒一节，将蓖麻子、芙蓉花、枫香、象牙、蟾酥、人牙列入其中。其中，升麻、柴葛、羌、防、白芷、荆芥、薄荷、桔梗等药，为发毒散毒之最；山甲、皂角等药，为驱毒追毒之方；至于蜈蚣则能通瘀散结，蛇蜕则能辟恶，野菊花则能散火逐气，王不留行则能行气宣滞，皆为祛散恶毒之剂。外有蟾酥、蟾蜍，力能透拔风邪火毒；象牙力能拔毒外脱；枫香力能透毒外出；胡桐能引吐热毒在膈；轻粉、黄丹、银朱，力能制外痈疽疮疥；蝼蛄、蓖麻，力能通水开窍，拔毒外行。芙蓉花，则药虽属清凉，而仍兼有疏散之性。现依脏腑选取芙蓉花、枫香论述如下：

芙蓉花　专入肺，兼入肝，为外科痈疽之品。功专清肺凉血，散热止痛解毒，消肿排脓。凡一切痈疽肿毒，用其末调蜜涂四围，留中患处，干则频换，则可治。然毒轻不重，用此则可，若大毒阴毒，则非此能治矣。

枫香　专入肝脾，其性最为疏通，故而外科用以透毒，齿颊肿痛，皆是取其透发病气之意。

③解毒

黄宫绣认为，毒虽见证于外，然其势已入于内，故而用药当从内清解，故将牛蒡子、金银花、山豆根、白头翁、漏芦、山慈菇、绿豆、蚯蚓、蜗牛、人中黄归入此类。其用药经验如下：毒因心热而成者，则有黄连、连翘可解；因于肺火而成者，则有黄芩可解；因于肝火而成者，则有胆草、青黛、蓝子可解；因于胃火胃毒而成者，则有石膏、竹叶、大黄可解；因于肾火而成者，则有黄柏、知母可解；毒在于肠胃，症见痈疽乳闭，则宜用漏芦以通；症见消渴不止，宜用绿豆煮汁以饮；症见肠澼便血，宜用白头翁以解；症见时行恶毒，宜用金汁、人中黄以利；至于杨梅症见，多属肝肾毒发，宜用土茯苓以清之；喉痹咽痛，多属痰火瘀结，宜用射干以开之；心肾火炽，宜用山豆根以息之；鬼疰瘰疬，溃烂流串，多属经络及脾毒积，宜用蚯蚓以化之；口眼㖞斜，痈肠痔漏，多属经络肠胃毒发，宜用蜗牛以治之；乳痈乳岩，多属肝胃热起，宜用蒲公英以疗之；恶疮不敛，多属心肺痰结，宜用贝母以除之；无名疔肿，恶疮蛇虺，瘰疬结核，多属毒结不化，宜用山慈菇以治之；毒势急迫，咳唾不止，多属中气虚损，宜用茅苈以缓之；他如痈肿不消，有用米醋同药以治；热涎不除，积垢不清，有用皂白、二矾以入。现依脏腑功用不同，选取牛蒡子、山豆根、漏芦论述如下：

牛蒡子　专入肺，味辛且苦，能降气下行，复可散风除热，故而凡感受风邪热毒，而见面目浮肿，咳嗽痰壅，咽间肿痛，疮疡斑疹及一切臭毒瘀闭，痘疮紫黑便闭，皆可藉此解表清里。然其性滑利，不可多服，多服则有损中气，更令表虚。

山豆根　大苦大寒，功专泻心保肺，降阴经火逆，为解咽喉肿痛第一要药，脾胃虚寒作泻者禁用。

漏芦　专入胃，味苦而咸，气寒有毒，可解胃府热毒，并通乳汁。故凡痈疽发背，乳汁不通，时行痘毒，皆可用之。气虚疮疡不起，孕妇有病者慎用。

④毒物

阴寒之极，燥烈之甚，有失冲淡平和之气者，则为毒。黄宫绣将凤仙子、巴豆、砒石、硇砂归入此类。然其认为，非毒之药，若审证不真，辨脉不实，妄用错用，则毒害亦大。故临证用药当知其理，细审其证，方不至错用妄用。现依脏腑分属选取凤仙子、巴豆进行阐述。

凤仙子　专入肾，其性急猛异常，味苦气温，小毒。因其气味急迫，能于骨穴坚硬处所极力搜治，故凡人病顽痰积块，噎膈骨鲠，服之则效显。

巴豆　专入肠胃，辛热大毒。因其开窍宣滞，故能降能行；至于能升能止，是以脾胃久伤冷积凝气所致，当以热下，则寒去利止，而脉始得升。功可祛脏腑沉寒，通大便寒结。

（7）食物

人之脏腑有阴阳寒热之分，食物亦有阴阳寒热之分，合则于人脏腑有益，不合则于人脏腑有损。故黄宫绣将日用常食之物以寒热阴阳分为温、平、寒三类。并从谷面、蔬菜、瓜果、禽兽、鱼鳖进行了详细划分。

①食之温者

谷食之面、曲、蚕豆、豆油、酒、醋其性属温；瓜菜之姜、蒜、葱、韭、芹菜、胡荽、茼蒿、白芥、胡萝卜其性温而不寒；果品之龙眼、荔枝、大枣、饴糖、沙糖、白糖、莲肉、葡萄、蜂蜜、胡桃肉、杨梅、木瓜、橄榄、青桃、李子、栗子则性温；且李性温，多生痰而助湿；生桃性燥，多助热而助毒。若以禽兽论之，则鸡肉、鸭肉、山雉、鹧鸪、犬肉、羊肉、牛肉、鹿肉、鹿筋、猫肉属至温，但山雉、鸡肉、鹧鸪，性虽温而不免有发风之害。鱼鳖龟介虫类，鲫鱼、鲢鱼、鲥鱼、鲩鱼、鲦鱼、海虾、鳝鱼为温。

面　专入脾、兼入肝。虽由小麦而出，但性与麦大异。因其体黏性濡，故而服之能补虚养气，泽肤厚肠胃，并敷痈肿损伤，散血止痛，止衄吐血。然多食则能壅气。且其可助湿发热，故脾虚无湿无热，服之最宜，有湿有热，服之最忌；脾虚无寒无湿，食之得补，而脾虚有寒有湿，则服之有害。

李子　专入肝、兼入肾。《素问》言李味属肝，故治多在于肝。然其多食则令人胪胀，及发虚热。盖因其属生硬之物，多食则物在胃不克，故而致病。

鸡肉　专入肝，黄宫绣认为其补肝火，动肝风。风火易动易散，故而阴虚火盛者不宜食，食则风火益助；脾胃虚弱者不宜食，食则肝郁益甚，脾益败。至于妇人小产胎动，尤不宜食，是因气益动而血益损，脾益虚而胎益坠之理。然有乌骨一鸡，其独得水木之精，专走肝肾血分，补血益阴，为补虚、除痨、祛热、生津止渴及下痢噤口、带下崩中要药。

鲫鱼　专入脾、胃、大肠。功可补土制水消肿，凡肠风下血、膈气吐食，俱可用之。

②食之平者

谷类之芦稷、稻米、粳米、陈仓米、黑豆、黄豆、白豆、豌豆、豇豆、胡麻性平；瓜菜之山药、蕹菜、匏瓠、南瓜性平；果品之榧实、黄精、枇杷、青梅、花生性平；而禽兽则以鸽肉、燕窝、斑鸠、雁肉、鹅肉、兔肉、竹鸡、猪肉性平；猪肉性平，而不免有多食动痰之虞。鱼鳖龟介虫类，鲤鱼、鳜鱼、白鱼、青鱼、鲨鱼、鲛鱼、鲍鱼、鳅鱼、纸鱼、乌贼、鱼蛏肉属平。

稻米　专入脾，兼入肺。味甘性平。属阴物，阴即寒聚，故性黏滞而不爽。是以服之使人多唾，身软无力，四肢不收，发风昏昏。若酿酒，则其性转热，熬糖尤甚。至于其食之可补中益气，止虚寒泄泻，并缩小便，收自汗，发痘疮，皆是性黏不利，留滞在中，上壅不下之故。素体虚寒，老人，小儿久病当少食。

枇杷　专入脾、肺，兼入肝。其于熟时取食，则内水气渐消，热气渐平，而有下气润脏之功；若未熟而取食，则物水气未化而有寒中胀满泄泻之虞，与酸气未收而有扶肝抑脾之害。

鲤鱼　专入脾，气味甘平。功可下气利水，凡因水气内停，而见咳气上逆，黄疸水肿脚气，服此皆可消。其与赤小豆一同煮汤，服之则可利水消肿。治孕妇水肿亦有效。然其亦不可多食，其性禀六阴阳气初生，为阴中之阳，多食则恐动风发热。

③食之寒者

谷类之粟米、黍稷、荞麦、绿豆、豆腐、豆豉、豆酱其性最寒而不温。瓜菜之菘菜、苋菜、油菜、菠菜、苦菜、白苣、莴苣、胡瓜、苦瓜、越瓜、甜瓜、丝瓜、冬瓜、西瓜、酱瓜、诸笋、芋子、茄子其性属寒。果品之梨子、菱角、莲藕、橘瓤、乌芋、百合、甘蔗、白果、柿干、柿霜其性属寒。而禽兽则以兔肉、麋肉、麋筋为寒。鱼鳖龟介虫类，鳢鱼、鳗鲡、石斑鱼、海蛇、田蛙、螃蟹、鳖肉、龟肉、田螺、蛤蜊肉性寒。石斑、鳖、蟹，性寒有毒，不免有动气破血之虑。

粟米　专入肾，兼入脾胃，味咸气寒。功专养肾气，消胃热。凡病因肾邪，而见小便不利，消渴泻痢；与脾胃虚热，而见反胃吐食，鼻衄不止者，则可用此治之。以寒能疗热，咸能入肾，淡能渗湿，其为谷类，又可养脾胃故也。

冬瓜　专入肠、胃，味虽甘淡，但其性甚冷利。功专利水消肿，解热。若治痈肿热毒，将其切片敷之，热则易之。虚寒肾冷，久病滑泄，及水衰气弱体瘦不宜食之，食之则水气益泄，而有厥逆滑脱燥渴之虞。

梨子　功专入肺与胃，凡胸中热结热嗽、痰咳便秘、狂烦、咽干喉痛、中风、因热反胃不食，一切属于热成者，食梨数枚，即能转重为轻。梨与粳米同煮粥，以治小儿风热，昏懵燥闷，不能食之症。然梨虽香甜，亦不可多食，因其性寒，多食恐伤及脾胃中土。黄宫绣认为其为冷利之物，服之中益寒冷，并言明金疮乳妇，不可食，食之恐血得寒益凝。故食其当有度，切不可因其香甜，过食而损伤中土。

（二）持脉之道，贵乎活泼

盱江医学脉学的发展，有"始于宋代，发展于清代，成熟于近现代"的特点。盱江医家在诊察过程中，非常重视脉诊的应用，对脉学有非常深入的研究并有非凡的成就与贡献。作为江西历史上十大名医之一的黄宫绣，学识渊博，晓通医理，精于脉学，并著有脉学专著——《脉理求真》。

《脉理求真》系中医脉学之专著，全书博采医经及前贤各论，缀精聚华，并结合临床实际叙述脉理，对脉法中某些重要的问题做了扼要的阐析。该书对脉诊部位和浮、沉、数、迟、长、短、大、小、洪、微、虚、实、紧、缓、芤、濡、弦、弱、滑、涩、动、伏、促、结、革、牢、疾、细、代、散30种脉的论述，主要突出了"持脉之道，贵乎活泼"的宗旨。即医者诊脉既要晓脉理之常，又要知其变，临证洞察脉诊之精微，切忌拘经胶柱。黄宫绣研究医学重视脉理，强调"诊病必先明脉理"。其脉学理论切合临床，脉法精妙，精炼实用，对脉理有独到的见解，深受后世医家的推崇。

《脉理求真》是一本较为实用的脉学专著，对后之学者颇有影响，至今仍指导着中医临床实践。如依照脉象判断疾病虚实，"口舌生疮，必与洪疾为实，虚则多属中气不足"；借助脉象确定疾病部位，"齿虽属肾，而齿龈则属于胃，故辨齿痛脉象……寸关洪数与弦，断其肠胃风热，未可尽以肾求也"；根据脉象判断疾病的预后，"肝脉宜弦，弦属本脏。然必和滑而缓，则弦乃生若使中外坚搏强急之极，则弦其必死矣"。又如，阐述情志内伤的脉象特征，"忧伤肺而脉涩""思伤脾而脉短""喜伤心而脉散""悲伤心而脉促""惊伤胆而脉动""怒伤肝而脉急""恐伤肾而脉沉"。黄宫绣还结合临床经验，提出"持脉之道，贵乎活泼。若拘泥不通，病难以测"的独到见解。黄宫绣虽然主论脉诊，但亦不轻视望、闻、问三诊的重要性。如"若仅以脉为诊，而致以寒为热，以热为寒，以表为里，以里为表，颠倒错乱，未有不伤人性命者矣。"（《脉理求真·卷一·脉兼望闻问同察》）

1. 脉象归类

黄宫绣认为，诊断疾病的关键是正确鉴别各种脉象，故其采用"对待""比类""纲目"等方法将脉象进行归类，以便于初学者掌握。

"对待"所载"滑与涩，一通一滞之谓也……紧与缓，一张一弛之谓也"（《脉理求真·卷一·新著脉法心要·对待》）。即将形体相反的两种脉象分为一组、以示区别。故有对待既明，则病之阴阳表里虚实可知。

"比类"所记"洪与虚虽属皆浮，而有有力、无力之分……濡与弱、微，皆细而软，然濡以浮见，弱以沉见，而微则以浮、沉俱见矣"（《脉理求真·卷一·新著脉法心要·比类》）。即将形体相似的脉象分为一组，并阐明其鉴别要点。故有比类既明，则诸疑脉可辨。

"纲目"所云"凡脉有言形体，曰洪、曰散、曰弦、曰革、曰肥、曰横，是即大脉之属也；有言形体，曰细、曰微、曰弱、曰瘦、曰萦萦如蜘蛛，是即小脉之属也；有言至数，曰疾、曰急、曰动……是即数脉之属也；有言至数，曰缓、曰代、曰结、曰脱……是即迟脉之属也……有言部位之，曰高、曰慄、曰涌、曰端直、曰条达、曰上鱼为溢，是皆长脉之目矣；有言部位之，曰抑、曰卑、曰不及指、曰入尺为复，是皆短脉之目矣"（《脉理求真·卷一·新著脉法心要·纲目》）。即按脉的形体、部位、至数、举按、往来之象等原则对脉象进行抓纲举目。故有纲目既明，则脉自有所归。

2. 脉象应用

黄宫绣论脉的主要精神是求真务实，这一精神贯穿于《脉理求真》一书的始终。全书理论联系实际，实用价值高，至今对临床脉诊仍具有指导意义。突出表现在如下几个方面：

（1）根据脉象诊断疾病虚实

黄宫绣继承并发展了"同病异治，异病同治"这一中医治则的精髓。他在长期的临证中观察发现，同一病证有时脉象并不相同，此时疾病的虚实就可依据脉象来判断。如"口舌生疮，必与洪疾为实，虚则多属中气不足"（《脉理求真·卷二·新增四言脉要》）；"腹虽胀满而脉见微弱者，必胃虚也……此宜从脉之虚，不宜从症之实也"（《脉理求真·卷一·新著脉法心要·脉真从脉》)。由此可见，脉象是判断疾病虚实的重要依据。此观点不仅能辅助中医诊断，而且可以指导临床用药。如口舌生疮者见洪疾之脉，为心火上炎之实证，治宜清心泻火用导赤散之类；如见虚缓之脉则是中气不足之虚证，应补中益气予四君子汤、六君子汤之属等。

（2）根据脉象确定疾病部位

疾病发生、发展的过程是错综复杂的，有时很难明确分辨病变脏腑。然中医强调"治病求本"，即当局部发生病变时，应探求本源，"标本同治"才可收获良效。黄宫绣认为，借助脉象来确定病变脏腑可发现导致疾病的根本原因。他说："齿虽属肾，而齿龈则属于胃，故辨齿痛脉象……寸关洪数与弦，断其肠胃风热，未可尽以肾求也。"（《脉理求真·卷二·新增四言脉要》）

（3）根据脉象判断疾病的顺逆与预后

黄宫绣认为，顺证表现为病人的脉证一致，若有脉象即便无力或实数，只要与病相符，就可言顺。如："肺痈已成，寸实无虑，以脓在肺未除故也。肺痿则肺叶焦痿，脉数无力，亦所应见。"（《脉理求真·卷二·新增四言脉要》）逆证则脉证不一致如："喘症无非风痰内涌，当以浮滑为顺。若至肢寒沉涩，亦非吉兆，故曰为逆。"此外，黄宫绣还根据脉象判断预后吉凶，如："肠痈本属实热，必得滑数，方云无事。若见沉细，是谓无根，丧期在即。"（《脉理求真·卷二·新增四言脉要》）又如："肝脉宜弦，弦属本脏。然必和滑而缓，则弦乃生；若使中外坚搏强急之极，则弦其必死矣。"（《脉理求真·卷一·新著脉法心要·胃脉》）

3. 持脉贵在变通

黄宫绣对于脉理研究十分透彻，并结合自己的临床经验提出持脉之道贵在变通的独到见解，其认为"持脉之道，贵乎活泼。若拘泥不通，病难以测"。（《脉理求真·卷一·新著脉法心要·部位》）前人诊脉大多拘以部位论之，采用上以候上、中以候中、下以候下的方法。黄宫绣则认为，临床也有不尽相同者，应灵活变通。如其提出："头痛在上，本应寸见，而少阳阳明头痛则又在于两关；太阳（膀胱）头痛则又在于左尺，是痛在于上者又不可以上拘矣。淋、遗在下，本应尺求，而气虚不摄则病偏在右寸，神衰不固则病偏在左寸，是淋遗在下者又不可以下拘矣。"（《脉理求真·卷一·新著脉法心要·部位》）黄宫绣主张，"六部之浮皆可以候心肺，六部之沉皆可以候两肾，六部之中皆可以候肝脾"。（《脉理求真·前言》）

　　黄宫绣提出，胃气、气口均为诊脉之要，不可仅限于寸关尺六部，如此才能全面把握疾病的本质，其指出"五脏六腑，其脉靡不悉统于肺。肺虽五脏之一，而实为气之大会，故于右关之前一分号为气口，候之以占终身焉"（《脉理求真·卷一·新著脉法心要·部位》）。但诸气不能自至于肺，还必须借胃水谷以为输布而灌溉全身，脾胃为气血生化之源，为诸气之统司。若忽略气口、胃气在脉诊中的重要性，待胃气将绝，血又从何而生呢？故有阴虚血耗之人日服六味四物却不得阴长之力。为此黄宫绣提示后人诊脉"岂尽于六部是求，而不归气口、胃气是诊乎"（《脉理求真·卷一·新著脉法心要·部位》）。由于气口、胃气在脉诊中所居的重要位置，因此诊脉时必须统筹兼顾。这也是黄宫绣研究脉理反对拘泥，崇尚变通的体现。

黄宫绣

临证经验

　　黄宫绣自幼习医，潜心钻研，凡有"一义未明，一意未达，无不搜剔靡尽，牵引混说，概为删除，俾令真处悉见，断不随声附和"（本草求真），主张诊病必先明脉理，治病必先识药性，尤应注重实践，探求真理。在长期的探索中，既不泥古薄今，也不厚今废古。他思考前人之观点，对药、脉产生了独到的见解，并应用于临证当中，效果颇著。

一、临床辨证

（一）辨体为要，八纲并重

　　《太史医案初编》首卷中，以图表的方式论脏体偏阴、偏阳、平脏的特点和诊断要点。从体质而言，既不偏于寒凉，也不偏于温热，善于在证之寒热与体质之阴阳之间辨别、取舍，认出真假顺逆。真实假虚、真虚假实，案中比比皆是。黄宫绣认定寒热虚实，力排众议，纵使变症重重，亦必一以贯之。

　　与世医多用寒凉不同，黄宫绣善用附子、干姜，对姜、附有着独到的认识。其运用姜、附时，必问饮食纳差与否，次辨素来脏体阴阳，再细参脉诊，三者相合，方敢大胆用之，否则弃之不用。且从医案中看，黄宫绣认为附子更侧重于驱寒畅中，而非用于温补元阳，这与时下诸多喜用附子者又有着本质区别。

（二）四诊合参，尤擅脉诊

　　黄宫绣旁通医理，临床主张四诊合参，尤其擅长脉诊。其脉法在临床往往决大病、起沉疴。

黄宫绣特别擅长单指诊脉。《脉理求真》载："至于诊脉，余多用一食指触诊。若诊关而用三指并按，则关反被两指牵滞，而脉失真不实。此余本自李氏《纲目》所述卢子繇脉理，言甚可法，非敢妄为创设，以致受后指摘。"其脉诊水平，娴熟精巧，如第一卷中，治一身痒，因右关独异，则断其内气不清而非表证，径用木香、厚朴之类畅中而速愈。

黄宫绣对奇经八脉亦多有研究。有关奇经八脉的用药，历来虽有倡论者，然诊脉而见奇经八脉之病，却很少有人提及，以致后学无所适从。黄宫绣遵循《脉经》中所述脉法，诊出奇经脉证，用奇经药品，而获痊愈，足证奇经八脉确实有脉证、药证可循。如卷四治阴维虚损之心痛，卷三治督脉病脊柱痛，俱先述脉形，细致确凿，以印证经典，后用专药，准确对症而效如桴鼓，此非熟读古书者不能。

1. 脉之主病

黄宫绣在长期临证中，总结出六淫七情病之主脉，指出浮为风，紧为寒，虚为暑，濡为湿，数为燥，洪脉火，此六淫应见之脉也。喜伤心而脉散，怒伤肝而脉急，恐伤肾而脉沉，惊伤胆而脉动，思伤脾而脉短，忧伤肺而脉涩，悲伤心而脉促，此七情受伤之脉。

黄宫绣临证诊脉细致灵活，症真则从症，脉真则从脉，并注重四诊同察，注重脉诊的灵活应用。故而提出"持脉之道，贵乎活泼"，将诊脉之道一语括尽。同时，黄宫绣又新增"脉要简易便知"，以简短的语言阐述了多种脉象，如：

浮如水漂木，主表实，亦主里实虚。沉重按乃得（在筋骨间），主里实，亦主里虚。数一息六至，主实热，亦主虚寒。迟一息三至，主虚寒，亦主实热。长指下迢迢（上至鱼际，下至尺泽），主气治，亦主阳盛阴虚。短两头缩缩（寸不通鱼际，尺不通尺泽），主气损，亦主中窒。大应指满溢（长而无力），主邪盛，亦主正虚。小三部皆小（指下显然），主气虚，亦主内实。洪来盛去悠（既大且数），主热极，亦主内虚。微按之模糊（若有若无，浮中沉皆是），主阴阳气绝，亦主邪实。实举指逼逼（举按皆强），主热实，亦主寒实。

虚豁然浮大（浮见），主气血空虚。紧劲急弹手（弹如转索），主寒闭，亦主表虚。缓来去和缓，主无病，亦主实热虚寒。濡如絮浮水（浮见），主气衰，亦主外湿。弱小弱分明（沉见），主气虚，亦分阴阳胃气。芤按之减小（浮沉皆有，中取减小），主血虚。弦端直而长（浮沉皆见），主木盛土衰，亦看兼脉。滑往来流利（数见），主痰饮，亦主气虚不统。

涩往来艰涩（迟见），主血虚，亦主寒湿热闭。动两关滑数如珠，主阴阳相搏。伏着骨始得（较沉更甚），主邪闭，亦分痰火寒气。促数时一止，主阳邪内陷。结迟时一止，主气血渐衰，亦主邪结。革浮取强直，按之中空，主精血虚损。牢沉取强直搏指（沉伏之间），主寒实。疾一息七八至，主阳亢，亦主阳浮。细细如蛛丝，主气虚，亦主热结里虚。代止歇有时，主气绝，亦主经隧有阻。散来去不明，主气散。督轻取弦长而浮（六脉皆见），主风伤身后总摄之阳，故脊强不能俯仰。

冲按之弦长坚实（六脉皆是），主寒伤身前冲要之阴，故气逆里急。任紧细而长（六脉形如豆粒），主寒伤身前承任之阴，故少腹切痛。阳维右尺内斜至寸而浮，主邪伤一身之表，故寒热不能自持。阴维左尺外斜至寸而沉，主邪伤一身之里，故心痛失志。阳两寸左右弹浮紧细，主邪伤左右之阳，故腰背苦痛。阴两尺左右弹沉紧细，主邪伤左右之阴，故少腹切痛。带脉两关左右弹滑而紧，主邪伤中腰带束之处，故腰腹痛。有力久按根底不绝（非坚劲搏指），主病无害，亦防气逆。有神光泽润滑（稳浓肉里，不离中部），主病治，亦防痰蓄。胃气脉缓和匀（意思悠悠），主病愈，亦忌谷食减少，寸口脉平。

2. 脉象比类

洪与虚虽皆属浮，而有有力与无力之分；沉与伏虽应重按，而有着筋与着骨之异，数以六至为名，紧则六至不及，疾则六至更过，弦则左右双弹，状如切紧绳。迟以三至为名，缓则仍有四至而徐徐不迫。实与牢本兼弦与长，而实则浮中沉俱有，牢则只见沉候。洪与实皆为有力，然洪则重按少衰，实则按之益强。革与牢皆大而弦，而革以浮见，牢以沉见。濡与弱微，皆细而软，然濡以浮见，弱以沉见，而微则以浮沉俱见。细与微，皆属无力，而细则指下分明，微则模糊不清。短与动，皆无头尾，而短为阴脉，其来迟滞；动为阳脉，其来滑数。促结涩代，皆有一止，而促则数时一止，结则缓时一止，涩则往来迟滞似歇，代则止有定数。

3. 五脏之脉

（1）脉诊部位

黄宫绣认为，五脏之脉，六部皆可见，非固于寸、关、尺三部。如其《脉理求真》指出，六部之浮，皆可以候心肺；六部之沉，皆可以候两肾；六部之中，皆可以候肝脾。且两肾之脉，有时偏以浮见寸见；心肺之脉，有时偏以沉见尺见；肝脾之脉，有时偏以浮沉见尺寸见。

（2）脉象顺逆

黄宫绣基于长期的临证实践，提出了对五脏脉象的理解，阐述了五脏脉象的顺逆。如：肝脉弦，和滑而缓，则弦乃生；若中外坚搏强急之极，则弦其必死矣。心脉洪，虚滑流利，则洪乃生；若洪大至极，甚至四倍以上，则必死。脾脉缓，软滑不禁，则缓乃平；若缓而涩滞，或细软无力，乍数乍疏，则必死。肺脉浮，脉弱而滑，是为正脉；若虚如鸡羽，加以关尺细数，喘嗽失血，则必死。肾脉沉实，沉濡而滑，方为正脉；若弦细而劲，如循刀刃，按之搏指，则必死。并认为胃气中和，旺于四季，六部之脉皆可诊胃气之有无，不必拘泥于右关候胃。

（3）五脏死脉

黄宫绣认为，若诊心而见前曲后居，如操带钩，是为心死；诊肺而见如物浮水，如风吹毛，是为肺死；诊肝而见劲急如新张弓弦，是为肝死；诊脾而见锐坚如乌之喙，如鸟之距，如屋之漏，如水之流，是为脾死；诊肾而见发如夺索，辟辟如弹石，是为肾死；诊命门而见鱼翔虾游涌泉，是为命死。此五脏必死之脉。

4. 奇经八脉

黄宫绣基于《内经》，对奇经八脉做了解读，并对其具体诊脉部位做出了批注。认为冲脉弦长坚实，属寒实；督脉弦长，中央同尺寸浮起，非中央独浮，属风；任脉则横寸口，形如豆粒，紧细而长，属寒实；阳维脉从左尺斜向小指，至寸而浮名曰内尺，属阳；阴维脉从右尺斜向大指，至寸而沉名曰尺外，属阴；阳跷脉主阳络，两寸浮紧而细，邪在阳络主表，如腰背苦痛之类；阴跷脉主阴络，两尺沉紧而细，邪在阴络主里，如少腹阴疝漏下之类；带脉则两关滑紧，邪在中。凡此八脉，每遇五痫七疝，项痉背强，发歇不时，内外无定之症，刚劲不伦，殊异寻常之脉，当于奇经中求之。经脉直行上下，络脉斜行左右；经脉常升主气，络脉常降主血；经起中焦，随营气下行而上，故诊在寸；络起下焦，随营气上行极而下，故诊在尺。

5. 常见脉象

黄宫绣经过长期的临证实践，对浮、沉、数、迟、长、短、大、小等30种脉象做出了自己的解读。

（1）浮脉

黄宫绣认为，浮为虚损不足，凡风暑、胀满、不食、表热、喘急等，皆有上浮之意。浮而兼大者，为伤风；浮而兼紧者，为伤寒；浮而兼缓者，为湿滞；浮而兼芤者，为失血；浮而兼数者，为风热；浮而兼洪者，则为狂躁。以有力、无力，有神、无神加以区别，若神、力俱有，则为有余，若神、力俱无，则为不足。故浮脉应审虚实，不可概指为表、为热。

（2）沉脉

沉脉多因寒痰凝结，水气内伏，停饮不化，宿食不消，气逆不通，洞泄不闭而成。沉而兼细，为少气；沉而兼迟，为痼冷；沉而兼滑，为宿食；沉而兼伏，为霍乱绞痛；沉而兼数，为内热；沉弦而紧，为心腹疼痛。当以有力、无力，加以辨别。沉实有力者，宜消宜攻；沉虚无力者，宜温宜补。然沉脉亦可主表，如黄宫绣引林之翰言："沉脉须知主表。如寒闭腠理，卫气不通，经气涩滞，脉不见浮而沉；气郁脉闭，下手便见，而脉亦沉；真阴久虚，真阳衰惫，外邪乘虚直入，而脉亦沉；是沉仍属表证。"（《脉理求真·卷一·沉脉》）

（3）数脉

数为寒热内抟，风火冲激。人见数脉，便多以热治。但脉有真假，数有虚实，临证当以兼症、兼脉，及脉有力、无力，加以辨别。若数兼洪滑，且极有力，或者内热蒸腾，伏火发动，当作实看。细小强滑细数绵软，纵有身热，须宜温治。或引阳归阴，其数自平；或补精化气，其数自除；或温中发表，其气自舒；或宣壅去滞，其数自消。况且有时并无热候，症有虚寒，而脉见虚数，便不可以数当热，妄用苦寒之药。

（4）迟脉

迟为虚寒不振，阳气不舒而致。若迟而见浮，则为表寒；迟而见沉，则为里寒；迟而见涩，则为血病；迟而见滑，则为气病；迟兼滑大，则多风痰头痹；迟兼细小，则为真阳亏弱；或阴寒留蓄而为泄泻，或元气不营于表而寒栗拘挛，总皆元气亏损，不可妄施攻击。然亦有热邪内结，寒气外郁，而见气口脉迟者；又有阳明腑证悉具，而见脉迟有力者；又有太阳脉浮，因误下结胸，而见脉迟者；又有余热未清，而脉多迟滞。诊脉当细察症候以分虚实，不可一见脉迟，便认为寒，而不究其滑涩虚实之异。

（5）长脉

脉长而和缓为无病。若长而浮盛，则为外感。若于阴脉微细之中，而忽兼有长脉，是为热邪外发，而有将愈之兆。

（6）短脉

短脉为阳气不足，气道不利或有痰气、食积阻碍气道而致。而阳气不足，亦可导致痰气、食积滞留气道而成短脉。故凡见有阻塞之症者，当于通豁之内加以扶气之品，使气治而豁自见。若脉道通利而见短脉，当急用温补之品以救垂绝。

（7）大脉

大脉有阴阳虚实之分，如大而有力，则为阳气有余，其病则进；大而无力，则为正气不足。大偏于左，则为邪盛于经；大偏于右，则为热盛于阴。大而兼涩兼芤，则为血不内营；大而兼实兼沉，则为实热内炽。大而浮紧，则为病甚于外；大而沉短，则为痞塞于内。大实而缓，虽剧且生；大实而迫，虽静即死。然若见大脉，凡症与脉符，则病易治；若久虚而见脉大，利后而见脉大，喘止而见脉大，产后而见脉大，则其病难医。

（8）小脉

小脉为元气不足之象，或疾病好转之象。因病损小，其脉兼弱，见于人迎，则为胃气衰；见于气口，则为肺气弱；见于寸口，则为阳不足；见于尺内，则为阴不足；此皆无力之象。若小而有力，脉兼滑实，则为实热固结。

（9）洪脉

洪脉为火气燔灼所致，凡烦渴、狂躁、斑疹、腹胀、头疼、面热、咽干、口疮、痈肿等症皆可见。若见脉洪而浮，则为表热；脉洪而沉，则为里热；脉洪而滑，则为兼痰。至于阳亢之极而足冷尺弱，屡下而热势不除，洪数不减，与脉浮而洪，身汗如油，泄泻虚脱，脉见洪盛者，其病皆为难治。

（10）微脉

微脉属阳气衰微之候。凡畏寒、虚怯、胀满、呕吐、泄泻、眩晕、厥逆并伤精失血等症可见，凡见微脉，其症多虚。然又有痛极脉闭，脉见沉伏，与面有热色，邪未欲解，并阴阳俱停，邪气不传，而脉俱见微者。便不可以虚辨之，治当攻发，以通邪气之滞，必热除身安，病见好转。

（11）实脉

实脉为中外壅满之象。若外感而见脉实而浮，则可见头痛、发热、恶寒、鼻塞、头肿、肢体疼痛、痈毒等症；脉实而沉，则可见腹满硬痛等症。内伤脉实洪滑，则有诸火、潮热、癥瘕、血瘀、痰饮、腹痛、喘逆等症；脉实沉弦，可见诸寒壅滞等症。实脉有寒实热实之分。正如黄宫绣引张景岳所说："火邪实者，洪滑有力，为诸实热等症；寒邪实者，沉弦有力，为诸痛滞等症。又曰：实脉有真假，真实者易知，假实者易误，故必问其所因，而兼察形症，方是高手。"（《脉理求真·卷一·实脉》）

（12）虚脉

虚脉为气血空虚之候，治不可用吐用下，以增其虚。其兼脉则有，浮而兼虚者为气衰，沉而兼虚者为火微，虚而兼迟者为虚寒，虚而兼数者为水涸，虚而兼涩者为血亏，虚而兼弦者为土衰木盛，虚而兼尺中微细小为亡血失精，虚而兼大者为气虚不敛。

（13）紧脉

紧脉为阴邪内闭所致。如脉见浮紧，则必有头痛、发热、恶寒、咳嗽、鼻塞、身痛、不眠之表证；脉见沉紧，则必有胀满、厥逆、呕吐、泻利、心胁疼痛、风痛、疝、癖里症。

（14）缓脉

缓脉虽为平人正脉，但若缓而兼大，则为伤风；缓而兼细，则为湿痹；缓而兼涩，则为血伤；缓而兼滑，则为痰滞。缓脉亦需察其有力、无力，若缓大有力，则为有余，其症必见燥热；缓软无力，则为不足，其症必见虚寒。不可一见脉缓，便认为虚，而不合症分辨。正如黄宫绣引张景岳所说："缓脉有阴有阳，其义有三：凡从容和缓，浮沉得中者，此自平人正脉。若缓而滑大者多实热，如内经所言者是也。缓而迟细者多虚寒，即诸家所言者是也。"（《脉理求真·卷一·缓脉》）

（15）芤脉

芤脉因血虚不能濡气而成。其症必见发热、头昏、目眩、惊悸、怔忡、喘急、盗汗、失血、脱血等。若芤见微曲，则芤必夹瘀积阻滞。芤兼弦强搏指，则症见血溢身热，其又为真阴槁竭。芤夹瘀积阻滞，止属一部两部独见。若至左右皆芤，或兼弦搏，定为必死之候。

（16）濡脉

濡脉为胃气不充所致。凡内伤泄泻自汗喘乏，多见脉濡。濡脉之浮软，与虚脉相类；但虚则浮大，而濡则弱小也。濡脉之细小，与弱脉相类；但弱在沉分，濡在浮分也。濡脉之软弱，与微脉相类；但微则欲绝，而濡则力微也。濡脉之无力，与散脉相似；但散则从大而按之则无，其气无所统，血已伤残，阴阳离散，病亦难治；濡则从小而渐至无力，其气虽不充，但血犹未败；因而濡与散，相差甚大。所以濡脉多责胃气不充，或外感阴湿，治宜温补而不用伤残之药。

（17）弦脉

弦脉多因气血不和，木胜土衰水亏而成。以弦多、弦少以得胃气之强弱，弦实、弦虚以得邪气之虚实，浮弦、沉弦以证表里之阴阳，寸弦、尺弦以证病气之升沉。若弦而劲细强直，是无胃气，病则难治。

（18）弱脉

弱脉多因阳气衰微所致，凡见弱脉则需用温补之品以固其阳而补胃气，其多兼见滑而和，则为胃气为尽。若弱兼脉涩，则为气血交败，病多难治。

（19）滑脉

滑脉为痰逆食滞，呕吐上逆，痞满壅肿满闷之象。以有力、无力分辨。如滑大兼数，其脉当作有余；若止轻浮和缓不甚有力，则不当有余治，或为气虚不能统摄阴火，或以痰湿内积而见。至于平人脉滑而和，则为无病。妇人经断而见滑数，则为有孕；临产而见滑疾，则为离经。泻痢而见弦滑，则为脾肾受伤。久病而弦滑，则为阴虚。

（20）涩脉

涩脉为气血俱虚之候。故症多见拘挛麻木、忧郁、失血伤精、厥逆少食等。临证中当需分清寒涩、枯涩、热涩之不同。若涩见呕吐泄泻，则为属虚属寒；涩见伤精失血，拘挛麻木，则为枯涩不和；涩见便结不解，则为热邪内闭，或寒滞不通。不可一见涩脉则概指血虚。

（21）动脉

动脉为阴阳相搏之候。若动在于阳，则有汗出为痛为惊之症；动在于阴，则有发热失血之症；动兼滑数浮大，则为邪气相搏而热宜除。至于阳虚自汗而见动寸，阴虚发热而见动尺，与妇人动尺而云有孕，皆不宜作热治。

（22）伏脉

伏脉为阻隔闭塞之候，或为火闭而伏，或为寒闭而伏，或为气闭而伏。其症则见痛极疝瘕，闭结气逆，食滞忿怒，厥逆水气。然临证仍须详其所因，分其是寒是火，是气是痰，是新是旧。有火者升火为先，有寒者疏寒为急，有气者调气为顺，有痰者开痰为宜。新则止属暴闭，可以疏通；久则恐其延绵，防其渐脱。不可一见脉伏，便妄用疏导。

（23）促脉

促脉为阳邪内陷之象。凡表邪未尽，邪并阳明，里邪欲解，并传厥阴者，多见脉促，故而其病必见胸满下利厥逆。又有血瘀发狂，痰食凝滞，暴怒气逆，亦令脉促。

（24）结脉

结脉多因气血渐衰，精力不继所致。其断而复续，续而复断。虚劳久病，多见此脉。若结而兼缓，其虚在阳；结而兼数，其虚在阴。临证仍须察结之微甚，以观元气之消长。若结而过甚，脉甚有力，多属有热，或气郁不调，治宜辛温扶正，略兼散结开痰，其结自退。若有一生而见结脉者，此是平素异常，不可当病治。

（25）革脉

革脉多因亡血失精，肾气内怠，或虚寒相搏而成。其脉少和柔，而有中空之状。治若不固肾补精，舒木除寒，而以革浮属表，妄用升发，则真阴告绝。

（26）牢脉

牢脉不似实脉之滑实流利，伏脉之匿伏涩难，革脉之按之中空。其多为坚积内着，胃气将绝之候。症见牢脉，湿痉拘急，寒疝暴逆，坚积内伏，治甚非易。若不审其所因，而谓牢为内实，用以苦寒，或因思食而以濡滞恣啖，则其病益甚。

（27）疾脉

疾脉当有寒热阴阳真假之别。若疾兼洪大而坚，则为真阴垂绝，阳极难遏。如系按之不鼓，又为阴邪暴虐虚阳发露之征。若疾而洪大者苦烦满，疾而沉数者苦腹痛，皆为阴阳告绝，则病难治。惟暴厥暴惊脉见急数，若平缓稍愈为无碍。其有脉惟见疾而不大不细，则病虽重可治。

（28）细脉

细为阳气衰弱之候。临证中当细分其相兼脉，如细而兼浮，则为阳气衰弱；细而兼沉，则为寒气内中，或热传三阴；细而兼缓，则为湿中于内。治疗中当究其成因，如脉细如发，当为气虚，故而纵有内热，亦当兼固中气，不可纯用解热之品，以致其细更甚。

（29）代脉

代脉为元气垂绝之候。无病而见脉代，最为可危。若血气骤损，元神不续，或七情太过，或颠仆重伤，气血凝滞，而见脉代者，亦必止歇不匀，则其病易治。若使歇止有常，则生气已绝，其病难治。惟妊娠恶阻呕吐剧烈者，恒见代脉，谷入既少，血气尽并于胎，是以脉气不能接续。然在初时或有，若至四月胎已成形，当无歇止之脉。

（30）散脉

散脉为元气离散之象，肾绝之应。肾脉本沉，而脉按之反见浮散，是先天根本已绝，如伤寒咳逆上气，脉见散象必死。

二、治病方略

中医脾胃学说博大精深、源远流长，《黄帝内经》是中医脾胃学说的理论渊源，为后世脾胃学说的形成奠定了坚实的基础。早在《内经》中就有"五脏六腑皆禀气于胃，以胃气为本"的论述。《伤寒杂病论》结合临床实践使之完善，反复强调胃气，并以脾胃所能食与否，观察胃气的强弱，作为疾病预后的依据，提出了"无犯胃气""令胃气和则愈"的治疗原则，并创制了诸多治疗脾胃病的经典方剂，使保全胃气贯穿整体，对脾胃学说的发展产生了深远影响。李杲《脾胃论》继承了《内经》《伤寒杂病论》的学术思想，充实了脾胃病的病因病机和治疗方法，创立了较为系统的脾胃学说。如其认为"脾胃为元气之本，脾胃为元气升降之中枢"，并在张仲景建中汤的基础上创立了升阳益气、甘温除热法的代表方剂——补中益气汤，从而使得李杲的脾胃论对于后世医家脾胃学说的发展起到重要的推动作用。同时，在中医学的历史长河中，各家学说日积月累，不同时期的医家建立了不同的地方学术流派，推动了脾胃学说的发展。盱江医家就是一支注重脾胃的学术流派，重视脾胃是盱江医家共同的学术特征。他们勤求古训，博采众长，实践探索，继承前人的学术成就，并不断创新，为丰富和发展脾胃学说做出了重要贡献。其中作为盱江十大名医的黄宫绣，医药知识渊博，推崇脾胃学说，亦为脾胃学说的发展推波助澜。

黄宫绣非常重视脾与胃之间的关系。如《本草求真》指出："脾得升则健，健则水谷入胃而下降矣；胃以得降为和，和则脾益上升而健运矣"（《本草求真下编·主治卷上·胃》）。又曰："脾气安和，则百病不生；脾土缺陷，则诸病丛起。"（《本草求真下编·主治卷上·脾》）在《脉理求真》中，黄宫绣将"胃脉"置于诸脉之首。其曰："盖元气之来，脉来和缓；邪气之至，脉来劲急。必得脉如阿阿，软若阳春柳，方为脾气胃脉气象耳。夫胃气中和，旺于四季。其在于春，脉宜微弦而和，夏宜微洪而和，秋宜微浮而和，冬宜微实而和。"（《脉理求真·卷一·新著脉法心要·胃脉》）详细论述了胃脉的脉形特点为"从容缓和"，以及胃脉在四季中的变化等，并强调根据脉象判断疾病的预后，如"心脉宜洪，洪属本脏。然必虚滑流利，则洪乃生；若使洪大至极，甚至四倍以上，则洪其必死矣……使于四季，不见有和缓之气，则为真脏脉见，而为不治之症矣"（《脉理求真·卷一·新著脉法心要·胃脉》）。如此可见，脉之有无胃气，对疾病预后之良否确实具有重要的意义。黄宫绣在疾病治疗过程中，提倡平调平治，如《本草求真》说："补脾之理，无不克寓，要使土气安和，不寒不热，不燥不湿，不升不降，不厚不薄，则于脏气适均"（《本草求真下编·主治卷上·脾》）。在《本草求真》中，对于药物功效的脾胃归经，黄宫绣也提出了很多精辟见解。如黄芪、人参、大枣、白术均为补气药，而黄芪、人参为"专入肺，兼入脾"，大枣"专入脾胃"，白术"专入脾"等同中之异的辨识，充分说明了黄宫绣对脾胃的重视和治疗的针对性。

（一）推崇东垣学说

李杲为脾胃学说的创始人，所著《脾胃论》《兰室秘典》《内外伤辨惑论》，对脾胃病进行了较为全面的论述，形成了较为系统的脾胃学说。盱江医家黄宫绣十分推崇李杲的脾胃学说，这在其著作中有充分的反映。

《素问·玉机真藏论》曰："胃者，五脏之本也。"《脾胃论》曰："脾主五脏之气。"黄宫绣则进一步强调脾胃在五脏六腑中的重要作用，如其在《本草求真》中说："土有长养万物之能，脾有安和脏腑之德"（《本草求真下编·主治卷上·脾》）。

（二）探究百病之源

《脾胃论》提出"脾胃内伤，百病由生"的著名观点。黄宫绣继承了李杲的脾胃内伤学说，并不断地加以发扬，还提出了许多新的学术见解。如黄宫绣在《本草求真》中说："盖谓脾气安和，则百病不生；脾生缺陷，则诸病丛起……脾土既亏，生气将绝，是犹土崩而解。"（《本草求真下编·主治卷上·脾》）从而强调了脾胃在发病中的重要作用。

（三）强调胃气为本

治病必求于本，人以胃气为本。《伤寒论》曰："胃气和则愈。"《脾胃论》曰："善治斯疾者，惟在调和脾胃。"盱江医家效法张仲景、李杲，治病重视脾胃。强调"得胃气者生，无胃气者死""胃气一败，百药难施"。所以在治疗疾病的过程中，都牢固树立"胃气为本"的理念。黄宫绣亦是治病不忘护胃，从不同角度论述健脾助胃的用药经验。其用药也主张平调平治，如《本草求真》中所云："补脾之理，无不克寓，要使土气安和，不寒不热，不燥不湿，不升不降，不厚不薄，则于脏气适均"（《本草求真下编·主治卷上·脾》），至今在临床上仍有重要的指导意义。

三、临证用药 🦩

黄宫绣经过长期临证，并以《黄帝内经》为理论基础，结合李时珍《本草纲目》对脏腑、六淫用药规律做出了总结，现分别以五脏六腑、六淫邪气为纲进行概述。

（一）脏腑用药

1. 肝

《素问·脏气法时论》有云："肝苦急，急食甘以缓之，肝欲散，急食辛以散之，以辛补之，以酸泻之。"黄宫绣便以此为理论依据，对肝之用药规律做出总结。

肝气不充，可以山茱萸、杜仲、续断、鸡肉壮气等药以补；肝血不足，则当取虚补其母之意，用以地黄、山药、枸杞以滋其水，当归、首乌、阿胶、菟丝、人乳以生其血；若肝气冷而不温，则当使肉桂、鹿茸以暖其血，川芎、香附、艾叶、吴茱萸以温其气；而肝气郁而不舒，则当以茯苓、赤苓、天仙藤渗其湿，灵脂、蒲黄、归尾、鳖甲、桃仁、母草破其血而治之；然若肝气过浮，而见目赤发热口渴，则宜用龙骨、枣仁、白芍、乌梅、木瓜之类以收之；肝夹风热，而见诸风眩晕、僵仆惊痫，则当用桂枝、羌活、乌附、荆芥、钩藤、薄荷、川芎以除其风，黄芩、胆草、青黛、青蒿、前胡以泻其火、除其热，红花、地榆、槐角、紫草、茅根、赤芍、生地以凉其血，甘草以缓其势。然又有肝气过盛而损其脾肺，症见咳嗽喘满，惊悸气逆则宜用金银箔、青皮、铁粉、密陀僧、侧柏叶以平其肝，三棱、枳实以破其气。

2. 心

心无气不行，无血不用。有气以运心，则心得以坚其力；有血以运心，则心得以神其用。故黄氏将其用药规律总结如下：心气虚，则当以龙眼肉补之；心血不足，则无过于当归、柏子仁、龟板、食盐。正如《素问·脏气法时论》所说："心欲软，急食咸以软之。"然心若夹有沉寒痼冷，则以肉桂治之，或加以延胡索、乳香、骨碎补、安息香等；心气散，则以五味子之酸收敛，《内经》云："心苦缓，急食酸以收之。"若心夹痰湿，则当以半夏、茯神、灯心草、萱草以渗之；心夹热湿，则以代赭石、木通、瞿麦、牛黄、天竺黄、连翘、山栀、西瓜、黄连、辰砂、百合、郁金、莲须、贝母、钩藤、珍珠、土贝母、川楝子以为之泻；心有血瘀，则以丹参、没药、郁金、桃仁、茜草、苏木、益母草、莲藕、童便、血余以为之破，以为之软。至心夹有热邪内起，则可用灯心草、竹叶、熊胆、羚羊角、山豆根、童便、麦冬、萱草、生地、栀子、犀角、木通、黄连等药；而心有热痰，则有牛黄、贝母等药可用；若心气不通，则当以石菖蒲、远志、桑螵蛸、薰香、雄黄、胡荽等药以通之。

3. 脾

脾气安和，则百病不生，脾土缺陷，则诸病丛起。若脾土不足，则当补之培之，用以白术之苦以补其缺，然有寒痰与食凝结胸口，滞而不消，则术又当暂停；脾胃虚寒，则治以干姜、生姜；脾湿夹痰，多用半夏；脾胃气滞，多用砂仁、白蔻、木香之类；火气内结而土燥涸不润，则土当以水制，可以地黄、山药、枸杞、甘草之类；脾湿滑而不固，而症见有泄泻，则土当以涩制，如莲子、芡实、肉豆蔻之类，而症见有呕吐、恶心、心痛，则土当以疏泄，可用木香、甘松、藿香、菖蒲、大蒜、红豆蔻、胡荽之类；若土因湿热内蒸，而见有溺闭、便秘、脚痛、恶毒等症，则土当以清解，如白鲜皮、薏苡仁、木瓜、蚯蚓、紫贝、皂白、二矾、商陆、郁李之类；若使水胜于热，而见有肿胀溺涩，日久必有浸淫倾覆之害，则治当以淡渗，如茯苓、芡实、泽兰、扁豆、山药、浮萍、鸭肉、鲫鱼之类；而土因寒气栗烈而冻，症见有四肢厥逆不解，则药当以热投，如附子、肉桂、干姜之类。至于土敦而浓，土高而阜，是为热实内结，宜用苦寒以下，如枳实、大黄、朴硝之类；若脾土既亏，生气将绝，是犹土崩而解，治当用以升固，如参、芪、白术、甘草、升麻之类。黄宫绣认为补脾之理，当使土气安和，不寒不热，不燥不湿，不升不降，不浓不薄，则于脏气适均。不可拘泥于以补见补，当以调理其均衡为主。

4. 肺

黄宫绣认为肺虽以凉为贵，然亦恐其过寒，以致肺气不宣。故治当以温和之品，如燕窝、饴糖、甘菊、胡桃肉之类；若使胃气素虚，肺金失养，咳声渐少，甚至喘鸣，是犹金之燥烈而痿，治当补肺阴，滋肾水，如补肺则当用以葳蕤、人乳、阿胶、胡麻、熟蜜、樞实之类，滋水则当用以枸杞，熟地，菟丝，山药之品；若有心火夹其相火上克于肺，则肺受烁之极，则治当审其火势稍微，用以生地、栀子、天冬、麦冬、桑白皮、薏苡仁、百部、百合之类，而火势与热稍甚，则当以瓜蒌、花粉、马兜铃、青木香、竹茹、黄芩之类；至于肺气久泄，逆而不收，则当急为收藏，可用粟壳、木瓜、乌梅、诃子、五味子、蜊粉之属；然肺有寒痰与气内塞，而声不能以发，是为金实不鸣，则又有桔梗、麻黄、紫苏、葱管、党参、白蔻、生姜、薰香、马兜铃、紫白二英、红豆蔻、川椒、冬花、百部、丁香、杏仁等药可治；实在风湿痰热，则有甘菊、葳蕤、五倍子、百药煎、辛夷、牛子、白前、芫荽、皂角可解；实在于气不得降下，则有马兜铃、青木香、旋覆花、瓜蒌、花粉、葶苈、苏子、枇杷叶、杏仁、莱菔子、补骨脂可降；肺气不宣，则有薰香、安息香可去；肺气不得疏泄，则有丁香、冬花、牵牛、白前、橘皮、女菀可除；若气有湿热不泄，则可用以黑牵牛、黄芩、石苇、车前子、通草、薏苡仁、葶苈；若使肺气空虚，而自嗽不已，是为金空而鸣，肺气衰弱，而气不得上升以胜，皆当用以人参、黄芪、桔梗以为振拔，或兼白术补土以生金；惟有肺气内伤，声哑不开，是为金破不鸣，治当清肺，如熟地、山药、枸杞、阿胶、天冬、麦冬、人参之类。然要肺属娇脏，寒热皆畏，故治不可有过寒过热之弊。

5. 肾

《素问·脏气法时论》有云："肾苦燥，急食辛以润之，肾欲坚，急食苦以坚之，以苦补之，以咸泻之。"故，若其水之涸竭而不盈者，固赖以熟地、枸杞、山茱萸、菟丝以为之补；若使水寒而冻，火不生水，水反凝结如土如石，则补不在于水而在于火，又当以附桂、硫黄、细辛之味；若水因食积寒滞而聚，则补不在于水，而先在于疏泄渗利，故而用以茯苓、香砂、干姜之味；若水逆不下，因火衰而致，则宜于附桂加于地黄之内，火盛而致则于知柏之苦加于地黄之中，是皆补水之味；若水蓄不泄，其在轻剂则有茯苓、桑螵蛸、土茯苓、乌贼骨以为之渗，重剂则有防己、木瓜、苦参、海蛤、文蛤、琥珀以为之泻，再重则又有海藻、海带、昆布以为之伐，此又以渗以泻为补者也；若肾气不藏，水气不收，肝气佐使，审其气自寒成，当以枝核、乌药、沉香、补骨脂、硫黄、青皮、吴茱萸治之；气因热至，当以枳实、黑铅等药治之，此又以降为破为补；若水脱不固，则又当用补骨脂、覆盆、莲须、金樱子、山茱萸、龙骨、牡蛎、沉香、灵砂、秦皮、石斛、桑螵蛸、芡实、诃子、石钟乳、五味子、菟丝等药分别以治，使之以救其水而固其泄，此又以固为补者。总之，治水之道，大要在使水与火相称，而不致有或偏之害。

6. 三焦

三焦主气升降出入，游行上下，总领五脏六腑，营卫经络，内外上下左右之气。故三焦泻热，上则多用连翘、栀子、黄芩、黄连、生地、知母；中则多用龙胆、青黛、白芍、石斛、石膏；下则多用黄柏、知母、丹皮、青蒿草。此为泻火之味。至于补虚，则上焦多用参、芪、桂心、当归、龙眼；中焦则宜于白术、炙草、淮山、首乌、山茱萸；下焦则多用附桂、硫黄、沉香、补骨脂、地黄、枸杞、菟丝子，此补虚之味。黄宫绣认为三焦之药，不可混用，用则其害立生。明其三焦之义，以平三焦之气。

7. 胆

胆为中正之官，居于表里之界。故凡邪由太阳阳明入，惟取柴胡辛苦微寒，以引邪气左转上行，黄芩气味苦寒，以清里邪未深。故而寒热往来，口苦耳聋，头痛胁痛等症，无不用以柴胡为主。且肝开窍于目，肝与胆为表里，凡风热邪传于胆，则无不累于目，而致目赤障翳，用药必杂木贼同入，以散肝经风热；又用空青、绿青、铜青、熊胆、青鱼胆、胆矾同入，以泻胆经热邪。若有热而更见有痰气，症见身热咳嗽，则又当用以前胡而不用柴胡，因柴胡性主上升，前胡性主下降，凡水亏血涸火起，柴胡切忌。至于胆经有火，则以胆草、大青、青黛泻之。若胆气过寒，症见不眠，则又当用枣仁、半夏以温。胆气过怯，可予龙骨等药以镇。

8. 胃

太阴湿土，得阳则运；阳明阳土，得阴始安；脾主于刚燥则能运，胃主于柔润则能和。故胃气不协，治多用陈仓米、人乳、大枣以为之温，使之胃气冲和。若使胃气过润，则胃多寒不温，而血亦寒而滞，故当以韭菜、炉甘石等药投之。胃湿不爽，当用以白豆蔻、草蔻、草果、肉蔻、砂仁、丁香、檀香、益智、山奈、良姜、炮姜、使君、神曲、川椒、胡椒、大蒜、荜茇等药。若胃夹风湿，则以防风、秦艽、白芷以祛之。若胃夹风痰，则用白附等药以散之。若胃夹暑湿，则以香薷解之。而胃夹寒痰湿滞，当以半夏、肉蔻、草蔻、白蔻、砂仁、丁香、草果、檀香、益智、山奈、良姜、炮姜、使君、神曲、川椒、胡椒、大蒜、荜茇、红豆蔻以为之燥，以为之温。胃有湿热不化，轻则有冬葵子、榆白皮、神曲、茅根、陈仓米、鸭肉、鲤鱼、荜茇等药可采；重则有扁豆、白鲜皮、木瓜、苦参、茵陈、刺皮、白薇、寒水石、续随子、莞花等药可选。至于胃有积热及火，则有雪水、柿蒂、大黄、竹茹、竹叶、玄明粉、梨汁、西瓜、珍珠、白薇、芦根、犀角、粳米、石膏、柿干、柿霜、雷丸、朴硝、刺猬皮、茶茗可用。胃有血热血积，则有地榆、槐角、槐花、苏木、三七、干漆等药可凉可通。胃有毒邪瘀滞，则有土茯苓、漏芦、白头翁、金汁、绿豆、蜗牛、蒲公英、人中黄可选。若胃热在经，止宜用以升葛散之，而不可妄清。胃有蛊积，则当用以使君、干漆、五倍子、百药煎、阿魏、雷丸、谷虫、厚朴以为之杀。胃气内结不消，则有枳实、枳壳、荞麦等药以为之破。胃积不化，则有山楂、使君、砂仁、神曲、麦芽等药以为之消。胃气不开，则有烟草、通草、大蒜、雄黄以为之通。胃气窄狭，则有藿香、神曲等药以为之宽。胃散不收，则有木瓜以为之敛。胃虚不固，则有莲子、诃子、赤石脂、禹余粮、肉豆蔻、粟谷、乌梅、龙骨、粳米以为之涩。

9. 大肠

肠以通利为尚。黄宫绣认为凡肠闭不解，用药通调，当细为审量，不可一概混施。如肠枯而结，当润之为便，可用胡麻、冬葵子、榆白皮、枸杞、花生、苁蓉肉、锁阳、油当归、蜂蜜等药。肠冷而结，当温之疏之为便，用以硫黄、巴豆、大蒜、葱白、川椒、半夏等药。肠热而结，则宜开之泻之为便，当用大黄、黄柏、朴硝、食盐、猪胆汁。肠积不化，则可消之为便，用以荞麦、谷虫、浓朴之味。肠毒不清，则清解为便，用绿豆、白头翁、蜗牛之品。至于血积不除，则有干漆以破之；血热内结，则有石脂、地榆、槐角、槐花、刺猬皮以凉之；肠气不消，则有枳实、枳壳、荞麦、豆朴、陈皮以破之；肠虫内蚀，则有雷丸、谷虫、厚朴、乌梅等药以杀之。然肠风内炽，症见鲜血四射，则可以皂角等药以祛之；湿热内积，症见蚀肛内痔，则有防己、白鲜皮、莲子、诃子、赤石脂、禹余粮、肉豆蔻、粟壳、乌梅以清以收。气陷不举，则有升麻、干葛以为之升。虽大肠用药如是，但须辨其寒热，及病与药相投而用，不可因其宜用而不分寒热而用。

10. 小肠

黄宫绣认为，因小肠接于胃口之下，连于膀胱、大肠之上，故而若胃夹有寒热未清，无不专入小肠为病，故而用药不越乎治胃之法推演而出。

11. 膀胱

膀胱州都出入，全在真气充足，则能化其津液，而不致有泄泻癃肿之患。故小便不通，真气亏损，热证全无，须用肉桂以为之开，以肉桂味辛性热色紫，故能直入血分，补其真气而化液之由。若有寒气内结，而见疝痛等症，则于荔枝核最宜。若有寒犯太阳膀胱，而见头痛发热恶寒无汗，则当用以麻黄；有汗则当用以桂枝。风犯太阳膀胱，而见头痛发热身痛，则又当用藁本、羌活、防风以治。若因热盛而见闭溺等症，则有猪苓、泽泻、地肤子、茵陈、黄柏、黄芩、龙胆草、川楝子、田螺、滑石等药可采；火盛而见溺闭等症，则有人中白、童便可入。若有溺闭不解，而证非膀胱寒热，则又当审别因用他药。

（二）六淫致病用药

凡人衣被不甚，寒暑不谨，则六淫俱能致病，况邪袭肌肤，始虽及于经络，终则深入脏腑，证型甚多，故黄宫绣将六淫致病用药规律总结如下：

1. 风

风为百病长，其变无常。黄宫绣认为治风有经络脏腑之别，又有寒热湿痰之异，又《素问·至真要大论》有云："风淫于内，治以辛凉，佐以苦甘，以甘缓之，以辛散之。"故风在于肝，宜用荆芥、钩藤、蛇蜕、蒺藜、蝉蜕、全蝎、浮萍、虎骨、蜈蚣、豨莶草、海桐皮、木贼、蕤仁、决明子、南星、天麻、芫荑、薄荷、五加皮、僵蚕以治。风在于脾，则宜用萆薢以治。风在于肾，则可用独活、蛇床子、巴戟、淫羊藿、附子、细辛以治。风在于胃，宜用白附、蜗牛以治。风在于肺，宜用甘菊、葳蕤、辛夷、牛子、杏仁、白前以治。风在经络关窍，则用白花蛇、麝香、皂角、山甲、茵芋、苏合香、樟脑、蓖麻子以治。风在膀胱，宜用藁本、羌活以治。风在肝肾，宜用白花蛇、石南藤、川乌附、桑寄生、狗脊以治。风在肝脾，可用苍耳子、炉甘石、秦艽以治。风在肺胃，宜用五倍子、百药煎以治。风在于肌表，则宜用桂枝治之。至于风以寒见，则可用以杏仁、淫羊藿之类。风以热见，则有辛夷、木贼、薏仁、冰片、决明子、炉甘石、牛蒡子、青葙子之类。风以湿见，其药则有羌活、独活、葳蕤、桑寄生、蛇床子、巴戟、狗脊、白芷、松脂、茵芋、苍耳子、五倍子、百药煎、灵仙、海桐皮、秦艽、防风之类。风与痰见，则有南星、皂角、乌尖附、白芥子、白附、天麻、白前之类。风与湿热皆见，则可以芫荑、蜗牛之类。风与热气并见，则用以薄荷之类。风与寒湿并见，其药则有五加皮、天雄、蔓荆子、僵蚕、细辛之类。但临症施治，又当细审其症，灵活化裁，而不为药所拘。

2. 寒

寒有表寒、里寒、内虚真寒、火热内闭之假寒，故其用药当细分其型。是以寒初在表，邪未深入，或止偶尔感伤轻寒薄冷，用以紫苏、桔梗、葱白、生姜一药可愈；如其次第传变，在太阳膀胱，则当用以麻黄；在阳明，则当用以升葛；在少阳，则当用以柴胡。此治表寒之药。至有中气素虚，其寒或兼有痰有气有湿，则当用以荜茇、白蔻、姜黄、红豆蔻、干姜、薰香、川椒、冬花、百部、紫白二英、马兜铃等类以治；寒兼有风，则当用以杏仁、淫羊藿等药以治；寒兼风湿，则当用以五加皮、天雄、蔓荆子、僵蚕、蚕沙、细辛以治；寒兼痰壅，则当用以生姜以治。若真寒内见，在胃则有草豆蔻、草果、白檀香、益智、丁香可逐；在肾则有仙茅、胡巴、肉桂、川椒、补骨脂、阳起石可入；在肝则有吴茱萸、艾叶、大小茴可进；在大肠则有巴豆可通；在心则有桂心可投。若兼有痰湿，则当用以附子、胡椒。若假寒外见，则非燥药而不愈；在表宜以轻剂疏散，使热外发；在里宜以苦咸下降，如三黄、石膏、知母、黄柏、朴硝，使热除而寒自不见。

3. 暑

暑证有二，一为阴暑，一为阳暑。阴暑者，因暑受寒之谓；阳暑者，因暑受热之意。可知阴暑即为中暑，阳暑即为中热。然治暑之药有限，如治暑中湿气，其药止有紫苏以疏肺受暑邪，厚朴以消胸腹暑胀，大蒜以开暑塞窍穴，扁豆以舒脾中暑郁，苍术以发脾中湿郁。而散暑中热气，其药止有香薷以除上下热气熏蒸，木瓜以收湿热耗损之气。至于湿热伤胃而渴，则有雪水、西瓜、石膏可除。伤腑而见溺闭，则有滑石可解。若暑伤气，则以参、芪、白术治之，是因暑能伤气，气补则于暑可除。若暑热，则宜用黄柏、黄连，热除则于暑可除。而暑湿则宜用猪苓、泽泻，是因暑湿不利，湿利则于暑更可除。阴暑则可用姜、附、肉桂，是因暑夹沉寒，寒去则于暑无不去。若暑气伤中，则多用草果、砂仁，是因暑湿伤中，中治则于暑无不治。若暑伤于胃而气不升，则多用干葛、升麻，气升则于暑无不消。若暑热伤津，则多用乌梅、甘草，是因津和而暑无不和之理。若暑伤血燥，则多用生地、赤芍、阿胶，是因血和而暑无不和之意。若使不明病因病机，徒以书载香薷以为治暑要剂，无论是虚是实，是阴是阳，概为投服，且令朝夕代茶，则有伤元气。

4. 湿

诸湿胀满，皆属于脾。故治当以理脾为主。而又有湿因于寒，为寒湿；湿因于热，为热湿；湿因于风，为风湿；湿因于燥，为燥湿。其治疗用药皆不同。如湿夹寒而至者，则当以寒为治，当以蔓荆、细辛、天雄之品。因于热者，则当以热为治，可以香薷、木瓜之类。因于风者，则当以风为治，宜用白芷、羌活、独活、威灵仙、海桐皮、秦艽、葳蕤、桑寄生、白附子、蛇床子、巴戟、狗脊、松脂、茵芋、炉甘石、苍耳子、五倍子、百药煎、萆薢、防风之品。因于燥者，则当以燥为治，多用葳蕤、桑寄生、巴戟、狗脊之品。至于中寒而湿不去，治则当温当燥，故而可用白术、伏龙肝、橘皮、红豆蔻、川椒、草豆蔻、蛇床子、密陀僧。若肾寒而湿不化，则多用渗湿，其渗宜以热施，故以肉桂、钟乳、附子之品。若湿在中下，轻则宜以芡实、木瓜、木通、神曲、扁豆、山药、陈仓米、浮萍之品；重则宜以滑石、赤小豆、扁蓄、白鲜皮、苦参、茵陈、刺猬皮、猪苓、皂白、二矾、商陆、紫贝、郁李、胆草以为选入。若湿在下，轻则宜以地肤子、文蛤、苦楝子、泽泻、琥珀；重则宜以海带、海藻、昆布、田螺而用。总之湿证 不外寒湿热湿两种。寒湿者，宜以去寒燥湿补火为要；热湿者，宜以清热利湿滋阴为尚。若概用以清利，则须知苍术为上下治湿要药。

5. 燥

黄宫绣认为肺燥烈不润，则脾必见枯，血必见槁，精必见竭，肠必见涸。故其治燥在于肺，则以葳蕤、人乳、阿胶、熟蜜、榧实以润之。治燥在于脾，则有山药、黄精、羊肉、人乳、猪肉以润之。治燥而在于肝，则有荔枝、阿胶、桑寄生、何首乌、狗脊、麋茸、獭肝、紫河车、兔屎以润之。治燥在于肾，则有冬青子、燕窝、桑寄生、枸杞、龟板、龟胶、胡麻、冬葵子、榆白皮、黑铅、桑螵蛸、楮实、磁石以润之。治燥而在于心，则有柏子仁、龟板、食盐以润之。治燥在于大肠，则有胡麻、枸杞、花生、苁蓉、油当归、锁阳、蜂蜜以润之。至于因风而燥，则又有羌活、秦艽、防风可予之；因火而燥，则有黄芩、麦冬；因热而燥，则有石膏、知母、生地、大黄、朴硝。若大便秘结，其症属热，则用大黄以下，其燥自开。而大肠因燥而便不通，则用以胡麻、火麻以润，其燥亦开。若使燥属于寒，且在于表者，则当用以麻、桂、羌、防、细辛以开其郁；在于里者，则当用以硫黄、巴豆、半夏以开其结；若其寒在于脾胃，则当用以香砂、姜、半以通其滞。而燥因寒，则当用以茯苓、肉桂；燥因热，则当用以知母、黄柏；若燥而寒热俱见，则治又当用以四苓。至于燥极成块，则治又当用以食盐、芒硝、海藻等药软坚散结。

6.火

火在于外，宜散。因虚而致火，宜补宜滋宜缓。因实而成火，宜泻宜清。里虚上浮者，宜引。表虚外浮者，宜敛。是以黄宫绣认为火郁于表，宜散，则当以麻黄、桂枝、升麻、干葛、柴胡以散之。火燥于里，宜滋，是即六味补精化气，壮水镇阳。火虚于中，宜补宜缓，是即参、芪、甘、术，甘温能以除大热。火实于里，宜泻宜清，可以三黄、石膏、朴硝、知母泻之。因于里虚上浮者，宜引，当以川膝、车前、五味、补骨脂、附、桂、八味，引阳归阴。因于表虚者，宜敛，可用参、芪、白芍、枣仁、龙骨、牡蛎，敛阴秘阳。至于五脏之火，治脾之火，不外乎石斛、白芍，肺不外乎黄芩、桑皮，心不外乎黄连、栀子，胆不外乎胆草、青黛，肾不外乎黄柏、知母。

四、疾病辨治

（一）喉病

盱江喉科流派，源于晋代，兴起于宋元，走过近2000年时光，传承模式多样，名医辈出，学术繁荣，传衍不息。黄宫绣善治喉症，是盱江喉科流派的代表人物，在其著作中论述喉症的学术思想及临证见解深刻，内涉不少诊治喉症的经验。识病上，以经络理论入手，将咽喉诸症归为十二经治，有提纲挈领的作用；诊察上，重视脉诊，要求先明脉理，总结出"寸前一分"的喉症准确脉位及喉痹的详细脉象，发千古未发之秘，同时强调四诊合参，以精确辨证；用药上，深谙喉科药性，辨治择药从火立法，善用宣散、清解、化痰、滋阴、降火之品。同时，对喉风、喉痹、骨鲠等急症、重症，重视局部用药，直达病灶，简便效捷。可见，黄宫绣治学切合实际，不尚空谈，其辨识喉症、辨治喉症的学术风格独特，有较高的临床实用价值，值得发掘与研究。

1. 病因病机

黄宫绣临证识病，不离经络，推崇汪昂十二经脉歌。其曰："十二经络，皆为人身通气活血之具。其脉周流歧别，不可不为辨论，以究病情之起端，邪气之胜复，气血之盈亏，则临症索病，自有其枢，而不为其所惑矣。"（《脉理求真·卷三·汪昂订十二经脉歌》）同时，黄宫绣还认为无论是初学者还是临床经验丰富的医家，在辨识喉症之时，不忽视经络的重要性，其诊治将更为明了。原因有二：其一，十二经脉中除手厥阴心包经和足太阳膀胱经以外，其余经脉均直接或间接经过咽喉。其二，咽喉病之病因病机复杂，兼症繁多，诊治过程困难而导致医家多无所适从。从经络着手认识喉症这一思路，对临床诊治有着重要的指导意义。

（1）手阳明经为病

黄宫绣云："手阳明经大肠脉……此经血盛气亦盛，是动齿痛颈亦肿；是主津液病所生，（大肠主津）……喉痹（金燥）。"（《脉理求真·卷三·汪昂订十二经脉歌·手阳明大肠经》）指出喉痹、齿痛、颈肿等症是由大肠经血气旺盛，内生燥热，伤于津液所致。

（2）足阳明经为病

黄宫绣云："足阳明胃（脉）……此经多气复多血……颈肿喉痹（循颐循喉）。"（《脉理求真·卷三·汪昂订十二经脉歌·足阳明胃经》）指出喉痹、颈肿等症是由胃经气血热盛上壅循经至喉颈所致。

（3）手少阴经为病

黄宫绣云："手少阴心（脉）……此经少血而多气，是动咽干（少阴火，脉挟咽）……渴欲饮……"（《脉理求真·卷三·汪昂订十二经脉歌·手少阴心经》）指出咽干、口渴欲饮等症是由少阴经阴液少而心火独炽，上扰官窍所致。

（4）手太阳经为病

黄宫绣云："手太阳经小肠脉……嗌痛颔肿（循咽循颈）。"（《脉理求真·卷三·汪昂订十二经脉歌·手太阳小肠经》）指出嗌痛颔肿等症是由小肠少气多血易瘀滞化热，热盛循经上壅所致。

（5）足少阴经为病

黄宫绣云："足肾经脉属少阴……此经多气而少血，是动病饥不欲食……咽肿舌干兼口热……"（《脉理求真·卷三·汪昂订十二经脉歌·足少阴肾经》）指出咽肿、舌干、口热等症是由少阴肾火不守，上扰咽喉所致。

（6）手少阳经为病

黄宫绣云："手少阳经三焦脉……是经少血还多气，耳聋嗌肿及喉痹（少阳相火）。"（《脉理求真·卷三·汪昂订十二经脉歌·手少阳三焦经》）指出喉痹、嗌肿等症是由三焦相火不位，上炎清窍所致。

（7）足厥阴经为病

黄宫绣云："足厥阴肝脉……是经血多而气少……嗌干（脉络喉咙）。"（《脉理求真·卷三·汪昂订十二经脉歌·足厥阴肝经》）指出嗌干之症是由肝经易郁易热，郁热上逆喉咙所致。

咽喉之病症，其病因病机复杂，兼症繁杂多变，黄宫绣从经络入手进行临证辨识，把咽喉诸症归为十二经治，有提纲挈领的作用。另一方面，通过喉症所属经治指导治疗，可准确把握取穴及运用引经药，这也是旴江喉科的一大特色。

2.诊脉辨证

黄宫绣临证提倡认病必先明脉理。其脉学理论讲求实际，切合临床，深受后世医家的推崇，其强调"持脉之道，贵乎活泼……若拘泥不通，病难以测。"(《脉理求真·卷一·新著脉法心要·部位》)他认为医者诊脉既要通晓脉理之常，又要知其变，临证洞察脉诊之精微，切忌拘经胶柱，并认为这是"脉法之吃紧至要处"。(《脉理求真·前言》)对于喉症，黄宫绣临证经验丰富，总结出不少诊脉经验。

（1）寸前一分，以候咽喉

在诊断喉症的脉位上，一方面，黄宫绣遵循前人"上竟上""下竟下"的原则，如："故察两寸而知头面、咽喉、口齿、头痛、肩背之疾，察关而知胁肋、腹背之疾，察尺而知腰腹、阴道、脚膝之疾，此皆就上以候上，中以候中，下以候下之谓也。"(《脉理求真·卷一·部位》)另一方面，他又结合临床实践提出自己的见解，如："脉有七诊，曰浮中沉，上下左右，七法推寻……上于寸前一分取之曰上，以候咽喉中事。"(《脉理求真·卷二·新增四言脉要》)黄宫绣在寸脉候咽喉的基础上进一步得出"寸前一分，以候咽喉"的精辟见解。

（2）寸盛为顺，微伏为忌

在诊断喉症的脉象上，黄宫绣在《脉理求真》中提出"喉痹之脉，两寸洪盛。上盛下虚，脉忌微伏""喉痹症属上实，脉以寸盛为顺。若见微伏，真气已绝，故曰大忌"(《脉理求真·卷二·新增四言脉要》)。其说明了喉症的主要脉象及其脉象变化。两寸皆洪盛是为喉痹主脉，症见寸脉洪盛则预后较好；若见微脉、伏脉，则提示正气大虚无以抗邪，预后不佳。

3. 治法用药

黄宫绣对喉症的辨治不仅在《脉理求真》中深有体现，在《本草求真》中也涉及不少其治疗喉症的效药验方。黄宫绣治疗喉症多从火论治，择药灵活，随证选用宣散、清解、化痰、滋阴等药，特色鲜明。

（1）疏风散热

黄宫绣常用宣散之药来治疗外感风寒、寒蔽火郁之喉症。一方面，其以桔梗、薄荷等药，宣寒散热，通络开痹。譬如："桔梗……盖缘人之脏腑胸膈，本贵通利，一有寒邪阻塞，则气血不通……其在少阴（肾），则因寒蔽火郁，而见目赤喉痹咽痛……其治少阴证三四日咽痛，亦用桔梗、甘草，取其苦辛散寒，甘平除热，合而用之，能除寒热也。后人易名甘桔汤，通治咽喉口舌诸病。"（《本草求真·卷三·散剂·散寒·桔梗》）又如："薄荷……故书皆载辛能发散，而于头痛头风、发热恶寒则宜……凉能清热，而于咽喉口齿、眼耳瘰疬疮疥、惊热骨蒸、衄血则妙。"（《本草求真·卷三·散剂·驱风·薄荷》）另一方面，黄宫绣以细辛、冰片等药，取其发散之效，通利咽喉。譬如："细辛（专入肾，兼入肝、胆）味辛而厚，气温而烈……（口疮、喉痹、蜃齿诸痛用之者，取其能散浮热，亦火郁则发之之义也）。"（《本草求真·卷三·散剂·散寒·细辛》）又如："冰片（专入骨髓），辛香气窜，无往不达……九窍不通（如耳聋、鼻瘜、喉痹、舌出、骨痛、齿痛之类）。"（《本草求真·卷三·散剂·驱风·冰片》）

（2）泻热化痰

黄宫绣喜用清热化痰之药来治疗痰热壅塞咽喉所引起的喉症。其一，以贝母、硼砂等药，清热化痰，消肿利喉。譬如："贝母味苦而辛，其性微寒，止于心肺燥郁，痰食壅盛及虚劳烦热，肺痿肺痈，喉痹咯血吐血等症服之，卒能有效。"（《本草求真·卷五·泻剂·降痰·贝母》）又如："蓬砂……功专入上除热，故云能除胸膈热痰也。是以痰嗽喉痹、噎膈积聚、骨鲠结核、眼目翳障、口齿诸病，凡在胸膈以上者，无不可以投治。（颂曰：'今医家用硼砂治咽喉最为要功。'宗奭曰：'含化咽津，治喉中肿痛，膈上痰热，初觉便治，不能成喉痹。'）"（《本草求真·卷五·泻剂·降痰·蓬砂》）其二，以柿蒂、孩儿茶等药，清热泻肺，通利咽喉。譬如："柿蒂专清肺胃之热，能治咽喉口舌疮痛。"（《本草求真·卷六·泻热·柿蒂》）又如："孩儿茶（专入心、肺）味苦微涩，性凉无毒。功专清上膈热，化痰生津，收湿凉血生肌，凡一切口疮喉痹……服之立能见效。"(《本草求真·卷六·泻热·孩儿茶》) 其三，以射干、山豆根等药，泻火解毒，消痰利咽。譬如："山豆根（专入心）大苦大寒，功专泻心保肺，及降阴经火逆，解咽喉肿痛第一要药，缘少阴之脉。上循咽喉，咽喉虽处肺上，而肺逼近于心，故凡咽喉肿痛，多因心火夹其相火交炽，以致逼迫不宁耳。（清心降火利咽。）治当用此以降上逆之邪，俾火自上达下，而心气因尔以除。"(《本草求真·卷八·杂剂·解毒·山豆根》) 又如："喉痹咽痛，多属痰火瘀结，宜用射干以开之。"(《本草求真·卷八·杂剂·解毒》)"射干苦能降火，寒能胜热，兼因味辛上散，俾火降热除，而血与痰与毒，无不因之而平矣。（泻火清热解毒，散血消痰。）是以喉痹咽痛、结核疝瘕、便毒疟母等症……无不可以调治……《千金》之治喉痹用乌扇膏，擂汁醋和噙之。"(《本草求真·卷六·泻火·射干》)

（3）滋阴降火

黄宫绣擅用滋阴降火之药来治疗阴虚火旺之喉症。以玄参、熟地、百药煎等，滋补肾阴，壮水制火，润燥利喉。譬如："玄参（专入肾），苦咸微寒，色黑入肾。书虽载能壮水，以制浮游无根之火攻于咽喉。（肾脉贯肝膈，入肺中，循喉咙，系舌本，凡肾水虚损，相火上炎者，多有喉痹咽肿、咳嗽吐血等症。）谓其肾水受伤，真阴失守，孤阳无根，发为火病，得此色黑性润微寒以为节制，则阳得阴归，而咽喉不致肿痛而莫已也。"(《本草求真·卷六·泻火·玄参》) 又如："熟地功力甚巨，在景岳谓其真阴亏损，有为发热，为头痛，为焦渴，为喉痹……或虚火载血于口鼻……阴虚而火升者，非熟地之重不足以降之。"(《本草求真·卷一·补剂·温肾·熟地黄》) 再如："百药煎……其性稍浮，味酸涩而带余甘。五倍子性主收敛，加以甘桔同制，则收中有发，缓中有散……加以火煅则治……喉痹口疮等症，用之即效，以黑能入下焦故也。"(《本草求真·卷二·收涩·寒

涩·百药煎》）

黄宫绣诊治喉症，在四诊合参的基础上注重咽喉与经络之间的关系，全面参悟病机、精准辨证，对于喉科药性更是了如指掌，主张从火立法，以宣散、清解、化痰、滋阴、降火之品治疗喉症，而且对每一味药之所以用于治疗喉症的原因详细叙述，使学者可以更好地把握其治疗喉症的思路。

4. 常见病症

外用方药具有吸收快、见效速、方法简便等优点，故此黄宫绣治疗喉症特别注重局部用药，其在《本草求真》中收录大量喉科外用方药，如皂角、胆矾、僵蚕、巴豆、蟋蟀、橄榄、栗获、马钱子、鳢鱼胆等，通过吹、蘸、烟熏等法，将药物直接作用于咽喉局部，可有立竿见影之效。

（1）喉喑

黄宫绣应用远志末吹喉，采取其促涎出、通肾气之效以利声。如"昔人治喉痹失音作痛（火衰喉痹），远志末吹之，涎出为度，非取其通肾气而开窍乎？"（《本草求真·卷一·补剂·补火·远志》）

（2）乳蛾

黄宫绣应用胆矾搅咽喉，采用其探吐取痰涎之效以消肿宽喉。如"胆矾……治喉痹乳蛾，用米醋煮真鸭嘴胆矾为末，醋调探吐胶痰即瘥"。（《本草求真·卷三·散剂·吐散·胆矾》）

（3）喉风

黄宫绣应用巴豆救治缠喉风，采取其可促涌吐痰涎、排脓消肿之效以开窍通气。如"缠喉急痹，缓治则死……或用纸捻蘸巴豆油，燃火刺喉，或捣巴豆绵裹，随左右纳鼻中，吐出恶涎紫血即宽"。（《本草求真·卷八·杂剂·毒物·巴豆》）应用鳢鱼胆点喉救治喉痹重症，"鳢鱼胆……凡喉痹将死者，点入即愈"。（《本草求真·卷六·泻热·鳢鱼胆》）应用蓖麻子油烟熏喉，治疗喉痹舌胀，"蓖麻子（专入经络诸窍）……既有收引拔毒之能，复有开窍通利之力……至于口噤鼻塞、耳聋、喉痹舌胀，用油烟熏即开"。（《本草求真·卷八·杂剂·发毒·蓖麻子》）

（4）骨鲠喉症

黄宫绣亦通过局部用药治疗骨鲠。包括应用蝼蛄末、栗莸灰、橄榄汁或橄榄核末治骨鲠，如"蝼蛄……骨鲠入喉不下，末吹即能见愈"。（《本草求真·卷五·泻剂·泻水·蝼蛄》）"栗莸（即肉上薄皮）烧灰存性，能治骨鲠在喉，吹入即下"。（《本草求真·卷九·食物·栗》）"橄榄……及治鱼骨之鲠。（橄榄嚼汁即下，无橄榄用核研末，急流水调下亦效。）"（《本草求真·卷九·食物·橄榄》）

可见，黄宫绣治疗喉症，善于运用各种外用药。通过局部用药，直达病灶，简便效捷，体现了旴江喉科流派急症重外治的风格和特色。

（二）妇儿专科疾病

《本草求真》集群书之所长，不仅载有黄宫绣对各药的形态、性味、功能主治、鉴别以及禁忌等的记述，还记载了不少专科用药经验，并将自身临床实践结合其中，堪称为临床用药的指针，其中对于妇科、儿科用药尤具特色。

在妇科用药方面，黄宫绣强调安胎用药，须得查明虚实。如"胎因气虚而血不固，用此益见血脱不止，以其气不上升反引下降也……独怪今世安胎，不审气有虚实，辄以杜仲、牛膝、续断等药引血下行；在肾经虚寒者，固可用此温补以固胎元，若气陷不升，血随气脱，而胎不固者，用此则气益陷不升，其血必致愈脱无已。"（《本草求真·卷一·补剂·温肾·杜仲》）再有，黄宫绣论紫苏安胎之效与紫苏主治则截然不同，提出"（紫苏）即安胎和胃药也，用之不过取其辛香，暂调胃寒气滞之症，岂可概用久用，以陷虚虚之祸耶"。（《本草求真·卷三·散剂·散寒·紫苏》）

在儿科用药方面，黄宫绣强调不可妄用金石之品治疗小儿惊风。如在"礞石"项下引喻昌所言："惊风二字，乃古人妄凿空谈，不知小儿初生，以及童幼，肌肉筋骨，脏腑血脉，俱未克长，阳则有余，阴则不足，故易于生热，热甚则生风生惊，亦所恒有，后人不解，遂以为奇特之病……间有体坚症轻得愈者，又诧为再造奇功……而不知其罪矣。"（《本草求真·卷五·泻剂·降痰·礞石》）

（三）痰病

旴江医籍中有大量关于痰证的精辟论述，许多医家对痰证的病因病机、辨证治疗和遣方用药有独特的见解，作为旴江十大名医的黄宫绣就是其中之一。

1. 发病机理

脾主运化饮食水谷，脾的运化功能失职，则饮食水谷输布障碍，聚湿而生痰，故言"脾为生痰之源"。黄宫绣十分重视脾在痰证发生中的作用，强调脾失健运则聚湿酿痰。正如其在《本草求真》所言："痰病本于人身浊气浊液所生，故书多责于脾，谓其脾气清澈则痰不生，脾气混浊则痰始成。"（《本草求真·主治卷下·六淫病症·痰》）此外，外感五邪、七情所伤、过食膏粱厚味、气机紊乱，亦是导致痰证发生的重要因素。

2. 致病特点

自元·朱丹溪提出"百病皆由痰作祟"的著名论点，指出痰致病的多样性之后，旴江医家在朱丹溪学说的基础上加以发挥，进一步充实了有关痰致病的新内容，提出百病由痰生，百病多兼痰。如《本草求真》曰："痰证异形，变幻莫测。"（《本草求真·主治卷下·六淫病症·痰》）痰可导致众多病证的发生。

3. 临床诊察

切者，切脉切体也。切脉是中医诊病的特色，切脉是中医辨别痰证的主要诊断方法之一。《难经·六十一难》曾云："切而知之谓之巧。"可知切脉在四诊中的重要性。盱江医家非常重视诊脉在辨痰中的作用，在他们的著作中记述了大量痰、饮辨别的内容，并积累了丰富的辨痰经验。其中，黄宫绣的《脉理求真》中就有脉诊与痰病的记述。如其在《脉理求真》中云："沉短洪实，迟缓滑促，皆能引起痰病。沉脉能引起痰寒不振；迟兼滑大，能引起风痰；短为阳气不接，痰气阻碍气道；脉洪而滑，则为兼痰；内伤脉实洪滑，则有痰饮；缓而兼滑，则为痰滞；脉见滑者，痰湿内积；脉见促者，痰食凝滞。"（《脉理求真·卷一》）

4. 辨证施治

黄宫绣在《太史医案初编》中曰："痰分于五脏：其在肝经者名风痰，脉弦、面青、肢胁满闷、便溺闭涩、时有燥怒，其痰清而多泡，宜用十味导痰汤加减以治；痰在心经者名热痰，脉洪、面赤、烦热、心痛、口干、唇燥、时多喜笑，其痰坚而成块，宜用凉膈散加芩、半以治；痰在脾经者名湿痰，其候脉缓、面黄、肢体沉重、嗜卧不厌、腹胀食滞，其痰滑而易出，宜用二陈汤、六君子以治；痰在肺经者，名气痰，又名燥痰，其候脉涩、面白、气上、喘促、洒淅恶寒、悲愁不乐，其痰涩而难出，宜用利膈清肺饮加减以治；痰在肾经者，名寒痰，脉沉、面黑、小便急痛、足寒而逆、心多恐怖，其痰有黑点而多稀，宜用桂苓丸、八味地黄丸加减以治。"（《太史医案初编·卷二上·治县东姓刘宇尚卿右胁痰痛案》）又如，黄宫绣在《本草求真》中云："所论痰证治法，多不一端，而药亦不一致，即以散痰药论之，如生姜、胡椒，是散寒门之痰也；神曲、半夏、橘皮、菖蒲，是散湿闭之痰也；南星、皂角、白芥、僵蚕、白附、乌尖附、天麻、白前，是散风湿之痰也。凡此因有不同，而散有个别如此，且即吐痰以论，如木鳖、青木香，非吐热毒在膈之痰乎；瓜蒂、胡桐泪，非吐热结在膈之痰乎；蜀漆、常山，非吐积饮在于心下之意乎；乌尖附，非吐风痰在膈之意乎；

生莱菔子，非吐气痰在膈之意乎；砒石，非吐寒痰在膈之意乎；桔梗芦、皂白二矾，非吐风痰热痰在膈之意乎；参芦，非吐虚痰在膈之意乎。凡此痰有不同，而吐有个别如此。更即降痰以论，如瓜蒌、花粉、贝母、白果、旋覆花、杏仁、诃子，是降在肺之痰矣，但贝母则兼心痰同理；白矾、密陀僧、射干，是降在脾之痰矣，但射干则兼心痰共除；海石、沉香，是降在肾之痰矣，但沉香则兼肾气同治，海石则兼肺气并驱；鹤虱、磁石、牛黄、前胡、蓬砂、礞石，是降在肝之痰矣，但牛黄则兼心痰皆祛，若在竹沥则治皮里膜外之痰。凡此痰有不同，而降有个别如斯，唯有火衰寒胜，气上沸，水沸为痰，非用六味不能以收。水气上逆，脾气不运，水泛为痰，非用八味、六君、四君不能以去。"（《本草求真·主治卷下·痰》）

五、医案选评

黄宫绣自编其平生得意验案于《太史医案初编》一书，书中案例详载脉象、症候、理法方药，内容丰富，涉猎广泛，或阐释医理，或解析答疑，上及经典，下至诸家，靡不深研。他主张"治病先分脏之阴阳，以觇病之大概"，亦强调"阳病不得参用燥药，阴病不得参用凉药"。从其诸多医案中选取部分医案论述如下。其医案无不体现黄宫绣辨证之准确，用药之精细。

（一）治族弟字继万气短不接案

岁嘉庆丁巳仲冬，渠在临川上邮渡，身患呕吐，招余往治。余知其病甚深，有非一日可以即愈，乃唤彼于余处治疗。余诊其脉软滑而短，来去不长。拟用温中清平之剂。其病如故，但见头倾而下气短不续，问则不答，再问则轻轻答应，痰嗽不出。随用玉屏风以投，而病如故。再服则加黄芪一两，其病仍是。复于原单酌加附子一钱、半夏一钱。旁有见余开其药单，谓余用药过迅。余思声微不接，一息奄奄，此不大补，治将安施？若用人参，价实昂贵，每参一两，价值二百三十余换，且此并非些微之参可愈。然医动司人命，其病服药如故。当即扎通伊弟字秀万领归。仍照原单逐日再服。归日觉伊精神渐振，脉亦渐起，似有转机，但药原非一二十剂可愈，必至五六十剂而安。切不可云效未即见，诿之于数，而即置而不治也。其后继万果服五六十剂而愈。

按语： 阳虚日久而见气短不接，非一两剂可安，必于方中重用黄芪，加附子、半夏以补其阳。病轻者，服之五六十剂，重则服之百剂方可愈。正如此案，黄宫绣深知病人病势，故于方中重加黄芪一两，酌加附子、半夏各一钱，病人服至五六十剂病愈。

（二）治房弟字继万次子细老脾虚腹胀案

岁乾隆乙卯，余有房弟黄继万，因伊次子日夜焦吵，年仅三岁，唤余诊治。余诊六脉微浮，而右关浮而无力。问其饮食无恙，问其发热亦无，别无症恙。因母忽谓：是儿，渠常以手按儿右腹，忽有一块胀起，日渐觉大，而按却不见痛。余知胀属虚致，因用四君子汤除参改用龙眼肉，竟服十余剂，其块渐消而安。但此或泥火起而用云连，泥热而用黄芩，泥滞而用壳、朴，泥痰而用广、半，泥风而用羌、防，泥湿而用苍术、米仁，泥虫而用椒、榧、苦楝根皮，皆于脾气不治，必致脾败不食而毙。此病余见甚多，凡有右脉浮大无力，而命即见其立毙者，未必不因误用疏利消导以虚作实之故，不可不慎。

按语： 此案体现了黄宫绣临证辨证的细致准确，其通过脉诊、问诊断定此腹胀为脾虚所致，故而用补益之方，使脾虚得补，腹胀得消。此案若不细审，以攻伐之品治之，则必致脾损更重，而病不治。

（三）治县北同宗太学字德佐令嫒痨症将成案

岁乾隆乙卯秋，余因德翁召诊令嫒病痨，其女年已长大，归于南门邓宅。伊病多时，转至母家集福，或可全生。诸医皆辞不治，余诊其脉，虽微有数，而不见甚疬，虽将成而尚可医，但其饮食不思，饱胀时闻，头欲紧按而更加缚，痰涎甚多，遂索前医单视。治虽理脾为主，第病多水壅。医独进用白术、怀地，意谓白术可以补脾，地黄可以清火，兼用广、半、附子可以除痰固虚，意甚周密。无奈内有白术，水得土而陷益成，更有地黄之湿添入深泥陷中，犹觉水上增水。余见药不相投，却将先医所用白术、地黄之味减除，进用香、砂、苓、半，而食差进。服至二剂、三剂，微见阴虚火起，随用龟板、阿胶潜伏之味，而火渐息，食亦渐加，痰亦渐祛。自后嘱其随病增减，总以先疏脾滞为要，病亦俱除。此属阳伤六七，阴伤二三，疬在将成未成之界，故而可治，再用白术、地黄，必至不救。余念疬症根由，治法不晓，故于此案叙明，以为世之习医当疏脾胃者晓。

按语： 此案体现了黄宫绣用药之精细，及其对疾病病机的深刻认识。病案中黄宫绣知其病机，断定其疬在将成未成之界，必以疏脾滞为先，若用白术、怀地则必将使病情加重，故改前医白术、地黄为香、砂、苓、半四味以除脾滞，进而以龟板、阿胶以消阴火则病除。

（四）治京都正阳门外芦草园西竺庵祠祭寺身痒案

岁乾隆甲子，余寓京都芦草园西竺庵落下，时有在寺僧人名某某者，身痒异常，屡服驱风败毒之药不愈。余诊其脉，左寸关尺俱各平静，唯右脾脉冲突异常，因问渠之饮食是否减少。渠曰食已无味。又问现在胸腹是否饱胀、有嗳无嗳。渠曰有嗳。余曰："此属内气不清，故而外气不静。"余用茯苓三钱、半夏二钱、木香八分、广皮五分、川朴一钱。唤渠日服二剂而痒自平。盖此内气不清，则内浊气自尔外溢于经于络。此不急从内疏，则内愈涌愈出，而瘙痒曷已？此以"内治为本，外治为标"之当清内以达外也。

按语： 此案体现了黄宫绣凡病必细审，细辨不拘泥于先人观点的求真思想，此病人唯右脾脉冲突异常，并有饮食无味，嗳气，因而判定为内气不清，外气不静而致瘙痒，其治则清内以达外，而病愈。正如其侄案后所说"内气不清、外痒自见，于此知脾胀满、饮食不思，关系甚大"。若内气不清，而但用祛风之品，则其风终不可除，而其痒不止。

（五）治房叔祖印七七次男学山痛风案

岁乾隆某年，因族弟恩授品级黄希文之男名玉俚者，身患痛风之症，时有医士某，进用地黄清凉之药，以致风益凝于筋骨，竟成虎咬风症而死。诸医不信余言，余窃伤之。越数月而房叔祖印七七次男，亦竟犯焉。余谓痛风又见，余嘱病者切忌滞药。忽一日只见其病卧床叫痛，召余就诊。余问此病数日前尚未若是之甚，今竟见之，想是错服药故。渠曰："因地姓某药铺唤服六味地黄致是。"余诊六脉洪大而紧，口呼叫痛。余问痛在何处。渠曰痛在腰背。遂用麻黄、细辛、干葛、桂枝、防风、牙皂、灵仙、姜黄、乌药之类以投，每日渠服二剂。服之一日，其痛如故，再服二日、三日、四日，其病如故，服至五日而痛仍在。余问："大便若何？"答曰："已经六日未解。"余曰："痛已入腹，急宜通之。"余思若服大黄，性虽通利，气甚寒凉，仍阻血脉。乃问族弟世老："制有备急丸否。"答曰："现有两许。"余曰："可为我留。"因取五分吞服，登时立解，其痛方平，仍服原单水药，痛未见作。其药日服不辍，又越数日大便渐秘，痛又渐作，秘极又服备急丸五分，大便又解，而痛即平。其水药日服二剂不辍，又越数日而便又秘，痛又顿起，于是病者自索其丸再服，服至解尽痛止。如是水药无辍，丸药因其便秘而不停矣。自是病者知药如斯，每逢便秘痛急，即服是药，会计世老包存丸药两余，自伊病数月，竟尔服尽，水药亦服百有余剂而痊。但病虽痊，而风入于脊骨竟成驼背之子。自道病虽兄治，但非己信之笃，其病不几死于药铺姓某之手乎？此症余地始于族侄玉俚，既而逐年见有。经余手治亦多，不能立案尽述，聊记数案，以为世之妄用阴药以治痛者审。

按语： 此案属黄宫绣治疗因审证不明而误治之案。六淫之邪入于筋骨血脉，无不闭其隧道，而使气不得疏、血不得行。气滞血阻，其邪不能外反，势必入腑入脏，而为里外交闭苦痛之症。且风为百病之长，性刚而不柔、坚而不屈，一入筋骨，窍穴皆攻，其痛尤不可言。不可尽信朱丹溪"诸痛属火"之说，临证治疗当细审寒热，若寒热不明便草草下药必当误治。

（六）治新城县州同姓杨号权也肾气上奔将脱危案

岁嘉庆丙辰冬腊，余在府城所治中外之病，人所共知。时有权翁因食烧酒过度，痰气上逆，昏迷不省。复有城中医士心粗气浮，见其气奔痰涌，两肩高耸，进用附、桂、姜、半，未尝不是。独惜参用桔梗、白附、天麻、僵蚕、贝母等药混同妄进，而桔梗用至一钱五分之多，吾不知其意奚似。其颠倒错乱，殆有若是之甚者耳！以致气喘大汗，胸膈痰响如雷，人事不知，手则寻摸不定，脉则细如丝发。余谓技艺不精，何苦如斯？独不观《经》有云：诸上者不宜再上，再上则飞越矣；诸下者不宜再下，再下则寂灭矣。今气既见上奔，复以桔梗升提之药再进，其不飞越而死者鲜矣。余见是症是脉，危迫之极，姑用姜、附、苓、半之药以投，外加沉、故、五味使引痰气归肾，以救桔梗上升之失。渠家问余："此病尚可治否？"余曰："此病已剧，急治或可以愈。"诸各亲友见余言词甚危，强留余饭未允，病家亦见病急，一面着人出于城东，商议信通于家，一面着人急于药铺买药。幸药一服而病减，再服三剂而胸痰不响，心亦渐明，脉亦渐平，而气得其所归而不复起矣。次日请余复诊。渠见余用一指独施，渠谓："诊脉原是三部，应用三指并诊，如何专用一指？"余曰："余用一指，今已有书，非敢妄用。独惜今人闻见有封，而不晓耳。"渠曰："昨病昏迷，不知先生曾为余诊。兹幸先生施治心明而始知焉。"余见六脉已如平人。但渠坐之既久，语话尚有未甚清晰之处。复于原单重加附、半以投。越一日渠因女归期迫思归，复召余商在途所服之药。余问："归途尚需几日可以赴家？"渠曰："不过三日既至。"余恐在途或有冒感而症复发，遂于原单酌加姜、葱，每日进服一剂。奈有先治之医，犹望是病不愈，或得前愆自盖，讵知病已在途，逐日渐减，以致是非益明，而有万莫辨者矣。

按语：若病由上起而症反见于下者，则不可用治下之药以降，治由下起而症反见于上者，则不可用治上之药以提。此案为肾气上奔，而医不明药理，误用桔梗等升提之药，使病更剧。黄宫绣换用沉香、破故纸、五味子引痰气归肾，以解桔梗上升之失，一服则见病减。

（七）治福建兴化府莆田县平海姓李名某某脚气案

岁乾隆己酉，余因公务游于广信车盘，路通福建莆田往来。时有莆田平海姓李字某者，身患脚气苦痛等症。余初亦谓此多由于风寒及湿内袭，乃进而问其痛是否喜按惧按？答曰：痛不可以着手。又进而问痛处是否烧热？答曰：烧热之极，并云阴囊燥烈，痒不可当。于是就脉细察，但见左手三部弦数之极，右亦如是，稍逊。问其饮食如故，但腹不时悬饥，夜则烦躁不宁，二便不甚疏通。余曰："此种脚气，非尽外成，实由内生，切不可用辛燥追风逐湿之药。应先大泻肝胆，而脚之痛自定。当用泻青汤，取其内有胆草等药以泻厥阴之火，防风以除外受之风，庄黄等味以除肠胃内闭之热。"是药仅服一剂而痛减，再服一剂，便通而病除。随用六味地黄滋补其阴，使其火不复生为患。

按语：脚气不尽风寒湿袭于筋骨，亦有内火发动，外夹风邪所郁，导致脚气病者，此案便为内火发动所致。黄宫绣通过详细问诊（痛处烧热之极，痛不可着手）、脉诊（左右手三部脉皆弦数之极），断定其非风寒湿内袭而成，实由内生，故而用以泻青汤，取其胆草泻厥阴之火，防风除外受之风，庄黄除肠胃内闭之热，服之一剂而痛减。后用六味地黄滋补其阴，使火不复生为患。正如晁雯在此案后所注："燥热脚气，若不泻火清热、滋阴润燥，何以救焚？"

（八）治族弟少学襄虞鼻渊案

岁乾隆甲午秋，余自金邑回归，族弟襄虞告以彼患鼻渊一症，召余诊视。余见鼻中所出之物清淡异常，气不甚秽，色不甚黄，而且灰白相兼，有如水中死物。且诊其脉，则右关上独迟而浮，他脉皆平。问其所服之药，多属六味及或外加当归、辛夷。问其饮食是否如常，答曰：得食则胀。问其口欲饮冷饮热，答曰：得热则快而不喜冷。余按鼻渊书中皆载属热，何以察其症脉竟有阳明经腑皆寒之理？其亦千古不常见之奇症也。余止据理酌治，而不泥书止载鼻渊一症为的，乃以香砂六君子除其白术，重加姜、附、升麻、辛夷，大除阳明经腑寒滞，俾中气温而经脉活，则浊自不挟鼻而上溢矣。但世每治一症，并不从病兼症细为详察，仅从书中所载一症，拘泥不化，其能起人沉疴也鲜矣！

按语： 此案体现了黄宫绣不拘泥于古书记载，凡事必求真的思想。鼻渊，书皆载其属热，然此案却是因阳明经腑皆寒所致，故而用香砂六君子除白术，重加姜、附、升麻、辛夷以除阳明经腑寒滞，以使中气温而活经脉，则浊自不挟鼻而上溢。然病既有因热而致，便有自寒而成，非独鼻渊一症如此。临证当细审病症，不拘泥于古书之记载。

（九）治余次媳会图周氏产后胃痛案

次媳素禀火衰，水亦兼涸，但火衰七八而水亏一二。乾隆庚寅冬腊，产下一女，至乾隆辛卯正月初三，产仅五日，忽云胸口胃脘作痛。初治犹用当归、川芎，内加木香、延胡索等药以进，服则痛渐益勤，次即除去芎、归，竟用砂仁、苓、半而痛愈勤。越日又照原单内加姜、附，其痛仍在，但未较前更甚耳。是时余恐药性过烈，更细将脉诊视，而脉浮而且迟，知前用药未迅，又照原单重加姜、附，而痛仍在。复恐内热微挟，致药不效，乃从口中照看，舌则莹然无疵，渴亦不见，且有冷气内附以进，而痛仍旧不止。并审其痛常欲喜手重按，越外更无兼证可考，随加川椒内服，而痛仍旧，亦无停歇止候。是时已下三鼓，会计一日之内，自寅至戌，药已服过八九余剂，姜、附各用过数两，其痛全然不减，细审明属是寒，何以药全不效？转辗思维，无有活计，因悟到药中姜、附、砂仁，气味俱横，行不下往，木香力虽稍直而不甚迅，惟查景岳所用神香散内有丁香三钱、白蔻三钱，性力直下，毫无阻滞，用水冲煎调服。彼时药方下咽，气即直达广场，而胸顿开而不痛矣。次日再服一剂，而痛悉除。倘再进用姜、附、砂仁，则病虽不见增，而痛终无已时。但人每遇是症，见用姜、附数两不效，势必兼用和药，及或温燥药中杂用黄连，又乌能于其燥热药中，选其气力直下之品，而令胃之左右全无牵制之候乎？第服此药效见，日后当用小剂和药缓缓理中，不可用此多服，以致气益下坠而不可救，此又不可不知。

按语：此案属寒气在下，逆而上冲所致之胃痛。初始黄宫绣以姜、附等温热之品温中散寒以除痛，可服至八九剂，姜、附用至数两，痛全然不减。黄宫绣细思之后，因姜、附性不往下，故而服之无用，后改用丁香、白豆蔻，因其性力直下，毫无阻滞，以下上冲之气，而痛消。果服药后，病人痛除。

（十）治同族太学字西翰内室吴氏痢案

岁嘉庆丙辰，余之族弟字西翰内室吴氏患痢。先请县城一医妄作疟痢，重用柴胡，致一昼夜至圊五六十次，已不奏效而归。复请近地一医，犹执逆舟挽回之法，内中纯用柴胡、黄芩，服之而热益甚，而痢益迫。余见是病痢久伤阴，因劝减其柴胡，添用龟板、阿胶等剂以救真阴。此虽未即见效，却未见甚。越日伊因外家送有牛肚百叶可以治痢，服之可以即止，初服三片似合，而医喜之不胜，云有山中久积牛粪，名为百草霜尤妙，嘱渠服以钱许，乃服未久而病竟尔昏仆，人事不省，肺脉将绝。医方知觉，而用人参挽救。余曰："牛粪如何妄用？此医自少主见于其中也，速以参进方是。"既而医自告退，余以茯苓、半夏、人参、龟板、首乌、阿胶、牛膝、车前等药，调治数月而愈。一切柴胡升拔之品，概不敢入。于此可见书中所载，须用所见之症，针芥不差，则可收为己用，如于脉症不符，强为扭合则误。

按语： 此案体现了黄宫绣对疾病认识之深，他医见痢便以逆流挽舟之法治之，不仔细斟酌，不明逆流挽舟之理，而治之无效。黄宫绣知此痢日久必有伤阴，而至虚火上升，并非外邪内陷，故而不用逆流挽舟之法，而用龟板、阿胶等以救所伤之阴。其侄于案后注："阳既浮矣，自不应假逆舟挽回之名，今其再升，阴既因痢而竭矣，自不应再妄用伤阴伤阳之药以进，唯有平静安抚善治为是。"

（十一）治临川三都港西桥廖谟照长男某某腹中虫痛案

岁嘉庆戊午初春，余因三都港西桥廖谟照之孙腹痛，招余诊视。余见肝脉弦数，脾脉软滑，本是木盛乘虚侮脾之象。而症每于昼时小腹苦口叫痛，又见一团燥气逼逼，并问饮食不思。余已知其是痛属虫，但有阴阳夹杂之散。且更问，其数日知其便闭不解。余索前医单示，见有进用桂枝辛热以疏风，吴萸辛热以燥肝。其药虽是毒虫，但恐药与病左，无怪服后潮热蒸蒸，苦叫异常。余即改用广、半以除脾湿，枳壳、川朴以除脾滞，庄黄以除久闭之热，云连、赤芍、丹皮以清心、肝二经之火。是药一投而大便立见即解，腹亦平静不痛。次早再服一剂，而诸症尽消，热气亦平。

按语： 治疗腹中虫痛，当审其是热是寒，不可一见虫痛，便以杀虫毒虫之药投之，因细审其寒热，使药与病对，而解其痛。

（十二）治同族县尉字觉夫长文即麻案

乾隆乙卯，因治族觉夫令嫒麻症有效，日于余处云："今止此一子，倘染麻疾若何？"余曰："有病则治，何忌之有？"越日告："儿身已有热，点已见出，但不甚多，盍往观之？"余见麻止二三十点，头面见点亦稀。余曰："此非麻出症候也，盍疏散之？"渠见余开麻、桂、干葛。渠曰："葛根见点则忌。"余曰："此非点透，何须惊疑？"又越一日，其点如故。渠曰："此麻止属如斯？"余曰："尚未透也，须再用之。"其药即于早饭后煎服。至午烦躁不宁。妻怨夫不应服药，午即唤余改单。余曰："服药未久，而即改单，从错乱耳。"因商次早诊视。届早竟未见至。到午促诊，谓儿服药自昼至夜，烦躁不宁，妻已怨极。至早热退身凉，照看向之麻出在皮，今已尽收。兹又麻毒隐隐新发，磊落明亮，头面及身无空，他身平静可喜，幸昨未改原单。余见旧点已退，新点复出，光润无疵，口微有沫，腹有响声，知是麻已同内浮火尽发，速以温中收纳肾气归宅为尚。方中仍不离乎附、半及参，故纸、牛膝为助，但不敢用升发。越一日，毒亦随火魇收而愈。

按语：此案体现了黄宫绣对于麻疹的认识，麻迟而不发，发而不透，多为在经在腑阻其窍隧。其以发为解，不发则不解。然治亦分寒热，若真火虚衰，脾湿肺寒，则不宜再用寒凉滋阴之品，而至麻毒不发，病不得解。当以麻、桂、干葛等大辛大热之品，以开其腠理而发毒。

（十三）治服侄德夫长男乳名柿仔痞满便秘案

岁乾隆庚子仲夏，暑气方起，内食生冷，外寒复冒，随尔病作。余在府城购买书籍，忽一日服侄德夫备轿恳余归治，时在府城收拾未暇，因其信恳，复归。余素知其有火，一遇冷郁，则气不宣而下闭。余诊六脉弦细而实，已知内有热郁，故尔至是。问其心微有痛否，答曰无有，并见身热异常。问其大便是否坚硬？答曰：数日未解，始知内结实甚。此非温药可愈，爰用大黄、黄连、生姜、半夏、枳壳、川朴等药。内取连以清热，姜、半以除寒，庄黄解热以通滞，枳壳、川朴以宽上下热结之气。此药人多喜用，但姜、半二味，人则畏服，谓姜性燥，燥则助火，半则劫阴，阴虚则火亦动。讵知热由寒郁，不郁则热不成。有热则即有饮，不用半夏以涤则热挟饮而伏，且姜既除寒气以散热，又能温中以行苦寒之药，不得踞于脾胃而生变。兼有枳壳、川朴通达上下，使久秘之便顿开。独不观仲景所立生姜泻心、半夏泻心、甘草泻心、大黄黄连泻心、附子泻心等汤，共计有五，而用姜、半者有三，附子有一，但竟不用三阳表药，而用黄连、黄芩以清上中之热者十有八九，用甘草以固胃中之虚而不令其下泄者，更已无方不备，惟十枣汤、大黄黄连泻心汤、赤石脂禹余粮汤未用。若胃虚噫气不除，则用旋覆花代赭石。口渴、溺闭、烦闷，则用五苓散。便秘不解则用庄黄。表邪已除，则易生姜而用干姜，上热下寒则除黄芩而加附子。水饮逼迫上冲痛呕，则用芫花、大戟、十枣。下利不止，因中不固则用桂枝、人参、白术、干姜。脏虚不固则用赤石脂、禹余粮。此已得其伤寒传变治痞之意义。其余或非寒成，如系挟湿，其在后人，则又立有苍术、苓、半可施。挟气则有青、陈、川朴、木香、丁香、沉香可入。挟血则有乳、没、郁金、香附、红花、丹皮、韭汁、肉桂可进。挟食则有木香、白蔻、砂仁、山楂、六曲可用。此皆得其治病之意，而药不忌姜、半之有动其阴火也。

按语：此案详细阐释了黄宫绣对于此病的辨证、用药思路，不以寒或热辨，而是以寒热多寡辨之，故而用药不专用凉用热，而是以寒凉之品清热，以温热之品除寒，寒热并用，相辅相成。

（十四）治同族田西字四钦之子字能捷单腹鼓症案

嘉庆戊午仲秋，时有同族字能捷者，云是单腹鼓症，召余诊治。云伊是因痢后而起，余按其腹甚坚有如鼓象。问其饮食如故，形色黯晦，头面及胸不肿。切其脉，则右寸独微，脾、命二脉略平，左手三部觉甚浮洪，重按有力。余知肺脉有损，故右寸独微，而下久伤阴，故左寸独洪。余用黄芪四钱、熟地二钱、漂术一钱、附子八分、牛膝一钱、车前一钱，嘱其服至十剂再诊。但此服至数十余剂不能痊愈。果尔，服至十剂，其腹略软，复召余诊。余见左手略平，而右寸未起，因于原单除去地黄改用白芍，并添黄芪二钱，共成六钱，外加砂仁、半夏各五分，又服二十余剂而鼓乃消。

按语： 鼓症多见实证，而此病却因虚而起。凡人肾气不壮，肺气不升，则气下聚而鼓成。故而必用黄芪入肺以升清，牛膝、车前、附子以降浊，漂术微用以固中，清升浊降，则鼓消。

（十五）治进贤县麻山胥迪来瘫痪症案

岁乾隆甲午，进贤县胥迪来，闻余在于伊处治病皆效，即于岁暮赶归家中，待余新正来渠刊书，得以请治。及余至渠，邀余诊视，渠云："余患手瘫，遍请诸医，皆云余属血枯，致有是病。"余以形色细审，再以苦欲根究，并以脉象追求；余笑诸医如斯，不知枉死多人矣。

盖血赖乎气行，而气端赖谷进，谷进又赖命门火化，层层追入，其病自可以知。经曰：肠胃不通，则四肢不遂。今渠手瘫不举，而形果见色赤，饮食果见消化，脉象果见枯涩，谓之血枯而用当归以生血则可，谓之血枯招风内袭，而用四物及加威灵、海桐皮诸药以进，亦无不可。乃细搜其旁症，其色则黄而兼白，其食则仅入乎半盏而不再思，其气则止上冲而不下降，其脉则纯滑大而不细涩，何谓是血枯槁？又何谓是血枯槁而招风邪内袭？无怪服过四物，内有归、地以助脾湿，则肠愈见不通，而手益见瘫痪而不举矣；服过威灵、海桐驱风等药，则气愈见上升，而食愈不下降矣。况人身精气，原从米谷中来，故"精"字则有"米"字在旁，米谷既绝，精何以生？血何以营？此理甚明，人何不见？但此治之非易，必先温补肾火、兼暖中州，以输谷气。谷气既输，则血自不求生而血自无不营。方用附、桂以补真火，苓、半以除寒湿，香、砂以疏脾滞，沉香、补骨脂以引肾气下行。至于芪、术虽为理脾气要剂，然合上下计较，则上寒闭不通，实由下部火衰不蒸，火不早为迅补，纵补黄庭后土，其何济乎？譬如太阳不至，土已成水成泥，既用死土填补，火何克起？仅见粗工医士，有言火须向土温补，竟置先天不事，是何理耶?

渠因余言颇是，遂信不移，乃照余单投服，始服余药九剂，而功全无，至服十剂而功略见，自后日服一日，而手日见上举而不瘫矣。余计是病药服八九十剂。其人刊字营生，今则手举刊字，往外营谋，对人皆称得余，余亦乐登医案以冀世之医士，当从病之根底进求，不仅以血枯风袭皮毛剽习已耳。

按语: 此案中黄宫绣通过病证层层推进，探求病之根本，因肠胃不通，谷气不输，精血不化所致，遂以温补肾火，兼暖中州之法治之。火旺则土生，土生则中州健运，谷气得输，而精血自生，故而病愈。

（十六）治血侄孙母舅职员涂倚园长女清姑夏热案

岁乾隆甲午仲夏，值涂倚园舅令嫒清姑，病患夏热。余初诊视，面则似清而赤，两眼微觉有泪，嗽则喉有微痰而不甚利，身上微觉有热，六脉数而紧，舌上微有白苔，唇紫而燥。已知内有热伏，外有寒闭之象矣。当用羌、防、连翘、薄荷、枳壳、紫苏清平之药，以疏肺气而解外邪。凡升麻、柴、葛、桔梗升拔内气之药，置而不用，并嘱止服半剂，以观内热外溢。及至半剂稍尽，而热与渴与燥随起，一逢水饮入口，坚不肯置，身则壮热不解，凡诸口烧、溺赤、舌苔、烦躁等症，无不悉备。余见内热尽出，不用仲景白虎大剂不解，两眼闭而不开，觉非痊愈之兆。其母抱女大哭，一时妇女绕集，愈觉慌忙。旁有一妪谓女久未服乳，如是忙取乳汁一杯灌入，其乳即从口吐，出而不纳矣。因嘱其母速用生姜捣汁，入原药中，再服一剂，是夜热退身安，渴止眼开，而药不复再用矣。所以然者，缘女内热仍挟有寒，所服白虎，未及姜投，以致胃不克受，药亦难行，参以姜入，则胃气有权，药自得力。倘非经余细审，及或旁有一位内亲为之龃龉，改用温剂，则药仍有未合，而病不无缠绵不解。

按语: 脾胃为后天之本，凡遇极热之症而用苦寒之药，极易使脾胃之阳受损，而使药不得力。不可只知热因寒用，而不知凉药入胃，易伤脾胃之阳，使胃气不行，药亦不行。正如黄宫绣所说："治病之当首顾胃阳。"

（十七）治抚城新阶太学陈淳沧令郎字步元痰痹声喑不语案

岁嘉庆戊午仲春，余治抚城陈淳老公郎字步元痰痹声哑、五心潮热、风起一症。观其面色，则眈白无神，察其声音则痰已塞而闭，一身手足及胸与腹，俱已灼热蒸蒸，并或角弓反张，手如数物，眼则或反而戴，鼻则或动而煽，诊其右脉则滑而软，左脉则浮而数，审其舌则微有苔而滑，而渴微有，亦不过甚，究其所嗽之痰，上则一层色白如霜，下则水莹澄清，剔起则如藕之有丝不断。实是寒饮内积，阻其中道，气不宣泄，故每至夜烦躁不宁。并索前医单示，所服皆是瓜蒌、贝母、天麦二冬及胆星、桑皮、枇杷、化红、知母，清热润肺化痰等药。病家见此病剧，游移不决，而余确认是寒是湿，定以乌蝎六君子汤，去其术、草，唤其即服，至晚忽见病家张惶，云儿服过是药，面微作浮，向时呼则身转眼开，今则任人拨动，眼合不开，恐命难保，但药或要增减，故特来问。余曰："药不必增。但云服过药后面滞，痴迷不醒，或是脾滞之故，可于原单酌加木香。"未几又见伊亲邓约翁前来，云："儿服药，病已减去六七。适才所云儿病甚重，是错报耳。因儿向时每至夜静烦躁不卧，今之呼唤不醒，非是神气失散，实是药已效见，而熟睡耳。现在是儿目醒，手能弄物，神气甚活，潮亦见退，痰亦见利。口虽莫言，而病已顿失，故特来报，免生惶惑。明日仍烦来诊。"次早余至伊厅，满室欢喜，谓儿实赖余救，目今各症全无，惟鼻微煽、声喑。余唤仍照原单重加附子多服，自愈。时有一位在旁，云："今小儿竟有能服附子而愈，历闻小儿病患，未有可服附子，今闻先生在地用附救好多人，实奇事也。"余谓："凡药不论寒热，皆能生人、杀人，岂仅附子一味？要在审症既明，然后仪药不错。"

按语： 药有寒热之分，症亦有寒热之分，不可见热就用寒凉之品，其亦可是真寒假热之症，药当用以温热。故而临证当细审症之寒热真假，以对应用药。

　　黄宫绣留世医案甚多，此处不能一一尽述，故选少许医案以概之。观其医案，审证之细致，辨脉之精准，用药之慎重，无不体现其对医理的精研，"求真"二字贯穿始终，正如其所说："医为司命之门，关系非小。其辨证与脉，不得不为详慎，所争只在毫厘，而差则及千里。"

黄宫绣

后世影响

　　清代脉学及药物学家黄宫绣，是盱江医学流派的杰出代表。其从医一生，学识渊博，治学严谨，勤于实践，讲求实效，勇于探索，研究医学精深，凡遇"一义未明，一意未达，无不搜剔靡尽，牵引混杂，概为删除……断不随声附和"（《盱江医学纵横·第三章·盱江医学著名医家·黄宫绣》），因而著书立说，皆以"求真"为名。其不仅医术高明，而且勤于著述，临证之余，根据古典医籍，参考历代名医学说，结合自己的临床经验，写成《医学求真录》5卷（未见流传），《脉理求真》3卷，《本草求真》10卷，《太史医案初编》5卷，刊行于世，均具有较高的应用价值，对后世医学理论与临床实践产生了极其深远的影响。

一、历代评价

　　清乾隆十年（1745），王光燮在《本草求真·王光燮序》中云："岐黄一术，小之虽为技业之精，大之即为参赞之道，其功甚巨，其理甚微，自非有真学问真识见者出而为医，亦乌能博览群书，探本穷源，而得其真于不谬哉。盖天下有真儒，则始有真医，必为真儒以为真医，则其医始真而不伪，必求真读医书以为真医，则其医尤真而不伪，顾世之医者不然，或读书而止记数方，或临证而偶忆一说，拘牵附会，害不胜言，其幸而济，则以自鸣其术，而不知求其精，不幸而不济，则且同委诸命，而不复知其失。呜呼！以千万人之死生，系一人之工拙，而固是以术尝哉，然此非独攻医者之过，即古诸书亦与有责焉。余向习举业，未谙医理，承简命以来，簿书刑钱，日夕不遑，间或公事稍暇，考诸本草所载药品气味，非不既繁且

备，然多以隔一隔二为言，推说反说见意，从今人茫然不知其津涯，浩乎
不知其畔岸，则欲以求真，适以乱真，无怪乎寡渺闻之士，终不能得其真
也，宜川太学姓黄讳宫绣号锦芳者，其父讳为鹗，曾以理解体要问世，知
生本为儒家子，其渐渍于儒者久矣，一日手禁本草求真请于序予，予阅是
书，即已了如指掌，判若日星，更知于医研究有素，故能阐真摘要，订伪
辨讹，发前人所未发，俾习为儒而未医者，固一览而知其道，即素未为儒
而始学夫医，亦甫读而得其要，斯岂庸医浅儒所能道其万一者乎，方今圣
天子嘉惠元元，万物一体，痌瘝恒切，蔀屋皆春，倘得是书而广饰之，将
见济世无穷，活人甚众，其功非止见于方隅，自必及于四海，而皆被其效，
非止垂于一时，自必绵于万古而不替也，是为序。"

清乾隆三十八年（1773），秦承恩在《本草求真·秦承恩序》中曰："维
乾隆三十有七年，恭逢圣天子稽古右文，特诏征购遗书，用储乙览，而余
以向任馆志，奉上游委以汇核之任，凡江右诸书所得见者，几千几百种，
其间纯驳互出，固不尽为不朽之业，然巨编单帙，盈积箱案，固已显晦无
遗矣，得与寓目者，洵洋洋乎大观也哉，宜黄黄太学宫绣，以其故父为鹗
所著《理解体要》二卷，并所自著《医学求真录》数卷，并《本草求真》
数卷，来上兼请叙，余惟义理之学，至宋儒而大明，发明宋儒之蕴，更元
明诸儒而大备，宜黄古临川郡也，计是郡之谈理者，宋有象山，元有草庐，
明则康齐，皆以绝人之资，发其自得之学，黄君之书，其资既与先哲相若，
且能于章句训诂之余，不溺于口耳词华之习，荟萃儒家者流以为此书，可
不谓能自拔于流俗之外者欤，太学于敬读父书余暇，肆力轩岐，夫古人以
良医之功，比方良相，盖古仁者，及人利物之心，类如是耳，否则博施惠
众，其事靡究，而良相良医，厥人有数，矢愿固兹，恐反于仁之术隘矣，
今太学之为此书也，于史为方技家言，而能归重立品正情，则不独藉以寄
其良相之思亦将自溥其近譬之念，固迥于世之鬻技者殊矣，爰不却其请，

以所上二书，邮申书局，以备采择，而并叙其概如此云。"

清嘉庆四年（1799），何致培在《太史医案初编·何致培序》中说："黄翁名宫绣，字锦芳，凤岗八十叟也。其先人邃于理学，著有《理解体要》。游寓羊城，时得览其书，谓足以接先儒之踵、启后学之蒙，诚儒望也。翁少承家学，攻举子业。先人病多，遂弃制艺，专岐黄。且谓：人生天地，不可汶汶，上不能黼黻皇猷、建功立业，下亦当调燮斯人、扶危救困。惟医之一道，其庶几焉！然而其术虽仁，其害亦大。非数十年研精覃思，揣摩印证，未易道也。翁自《内经》以下，凡专门名家之书不啻汗牛充栋而无不博考，以会其变通采摭，以收其粹美。乾隆四十年，已著《医学求真》若干卷，进呈御览，刊以寿世。迄今廿余年，历症愈多，人所束手无措者，莫不转危为安。因思庸医少学之辈误人不胜痛指，凡诊法、辨法、断法之疑似，阳脏、阴脏、平脏之分详，细为论列，俾后学可奉为津梁。且将平日所治，叙其脉与症之异同、药与病之投合，或因辨论而申明，或因触类而阐发，无不条条款款，令人了然而后止，颜曰《锦芳医案》。此翁之婆心如此，即至造次颠沛，而翁之心仍不释也。昔文正公遇一善相士，问曰：吾能做宰相否？相者久未答。复即问：既不能宰相，还可为名医否？相者笑曰：适欲为相，志何大也！转即问医，何遽小若是？请言其故。文正公曰：宰相可仁及天下，否则惟医为仁术，亦可济时。士君子不此则彼，总宜有所建白于世，安可汶汶以终身也？相者惊服而退。吾于翁亦云。因问序，爰引以为赠。"

清嘉庆十六年（1811），黄省吾在《太史医案初编·弁言》中述："吾父名宫绣，号锦芳，所集自己治验医案，约共六百余种，久已藏贮私箧，以示吾辈。中因吾先父先母两棺未葬，暂置医书而师青囊，无奈是书义理较医更深，功废八载而志未遂，偶于羊城留寓治病，每见诸医与父所治，觉有不同，因谓医以诸书所论为本，而《内经》之书，尤为诸书之最。按经所载'肾恶燥'句，时医知用地、苿滋润，天冬、麦冬以滋华源，俾得转燥为润，洵属合法。而《内经》所载'脾恶湿'句，其人委是命门火衰、寒湿深重、饮食不思、嗳饱呕恶，则地、苿、二冬自应暂置。胡为脾之恶湿，竟不思及，仍将地、苿、天冬、麦冬倍用，以致饱恶泄泻诸证俱备而毙。此实深可痛恨，惜无一人共为力救。并云诸医治病，脏体不分，真伪不辨，兼症不考，尤属不合。爰命儿辈将己新旧治验方案，内选四分之一，作为初集，以救近地时医固执之偏。余则分为二集、三集再刻，但此止可传诸异地，与父素未睹面、忌心悉泯，并有文理精深，或谓此书于世有补。至于近地偏浅，识见未广，沟腔忌克，及或文理不深，目此大有所拂，则父又未之何。"

现代，郭霭春在《中国分省医籍考》民国三十六年《江西通志稿》卷三十《艺文略》中介绍："是书成于乾隆庚午，据其凡例，称尝著《医学求真录》十六卷，别抄其篇首总论，勒为五卷，以标明其宗旨。议论亦明白易解，然不无臆说。如《论风土不齐》而云'西北人不可温补'，则未免胶柱而鼓瑟矣。"并在《中国分省医籍考》同治十年《宜黄县志》卷二十七《选举·恩赐》中论述："黄宫绣，字锦芳，君山人，监生，嘉庆甲子恩赐举人，乙丑恩赐翰林院检讨。父为鹗，邑廪生，著《理解体要》。君通医理，著《医书》百四十余卷，内《本草求真》一种，与鹗所著俱存四库馆。"

现代，由李经纬、孙学成编校的《四库全书总目提要·医学类及续编》以及刘时觉编注的《四库及续修四库医书总目》中皆云："国朝黄宫绣，宜黄人。是书成于乾隆庚午，据其凡例，称尝著《医学求真录》十六卷，别抄其篇首总论，勒为五卷，以标明其宗旨。议论亦明白易解，然不无臆说。如《论风土不齐》而云'西北人不可温补'，则未免胶柱而鼓瑟矣。"

二、学派传承

在中医学的历史长河中，历代地方流派的涌入，都为中医学的不断向前发展增添了活力。盱江流域，历代名医辈出，数以百计闻名于世的杰出医家，在江西境内形成了一支优秀的"盱江医学"群体，其在中国医学史上占有重要的地位，堪与安徽的"新安医学"、江苏的"孟河医学"、浙江的"永嘉医派""钱塘医派"、广东的"岭南医学"相媲美。盱江医学跨越年代之长、名医之多、著作之盛，都是在地方流派中屈指可数的。最难能可贵的是盱江医学体现了中医药学的创新性，盱江历代医家致力于医疗技术的创新和发明，创造了多项医学之最，为中国医学史和世界医学史的发展谱写了光辉灿烂的篇章。"盱江医学"群体，人物众多，医学理论渊博，实践经验丰富，著作涉及《内经》《伤寒论》《金匮要略》《神农本草经》等医学基础理论及内、外、妇、儿、骨伤、五官等临床医学各个方面，卷帙浩繁，博大精深，其中有不少学术经验、处方用药仍指导着现代临床。据地方志及医学史记载，仅宋、元、明、清四代，盱江流域各县，有传记可考的医学家达四百余人，医学著作约一百余部。

黄宫绣是清代著名的医药学家，盱江医学群体的重要成员之一，为江西历史十大名医之一。他继承和发展了盱江医学的学术思想，使"盱江医学"得以发扬光大，在脉学、本草、脾胃、针灸、喉病、妇儿等方面颇有见地，尤其在脉学、本草方面的造诣较深，提出了新的理论，著成以"求真"冠名的《脉理求真》和最早采用药物功效分类法的《本草求真》等专著，并注重实践与理论相结合，追求实事求是的治学态度，为后学树立了良好的榜样。

黄宫绣门人众多，著作颇丰，对医学有独到的见解。他平生撰成《医学求真录》（未见流传）《脉理求真》《本草求真》和《太史医案初编》四部医著教习子侄及其门人。如其在《太史医案初编·导读》中记述："每案之中，皆有自己及曾亲眼目睹此案子侄辈（如黄省吾、黄绥之、黄绍音等）、学生辈（如张廷献、谢洪山、晁雯等）的批注，末尾亦有自记总结和诸位后学的学习心得，既表达此书所述真实不伪，又重现黄氏当初以临证督导学生学习的场景。"

又如，其在《太史医案初编·诫子八则》中说："训诫后辈晚生要勤俭孝悌、敬祖收族以立人，读书守法、远邪崇正以立学，茹苦甘贫、持盈保泰以立志、审时度势、思患预防以立时。"而他学术思想的进一步传承发展，则得益于其门人及后世子侄对其思想精髓的汲取、领悟，及其医学理论、诊疗经验在临床中的运用。如由其子黄省吾及门人将黄宫绣毕生治病资料"与世诸医绝不相侔者，逐一摘而集之"的《太史医案初编》，在此医案中，其子侄及门人尽得其学术精髓，在每篇医案后都标注有对黄宫绣学术思想的见解、按语等，以示传承。

黄宫绣所著四部医书，除《医学求真录》未见流传外，其他三部医学著作后世都进行了多次刊印。《脉理求真》成书于清乾隆三十四年（1769），全书共 3 卷，现存清乾隆三十九年（1774）昆明务本堂刻本、清文奎堂刻本、1959 年人民卫生出版社铅印本等；《本草求真》成书于乾隆三十四年（1769），全书共 10 卷，中华人民共和国成立后曾多次再版发行，通行范本为 1987 年人民卫生出版社出版的，以清乾隆三十四年（1769）初刻本为底本的点校本；《太史医案初编》刊于清嘉庆四年（1799），全书共 5 卷，现存清嘉庆四年（1799）黄氏家刻本。这些著作使黄宫绣的学术思想与诊疗经验广为流传，影响至今，使其成为中医药学发展史中具有重要地位的医药学家，并对"盱江医学"学术思想的发展产生了深远的影响。

三、后世发挥

黄宫绣医著立论之精，治工之巧，实为后世医家之典范，其在医学方面的造诣被后人所推崇、引用并加以发挥。

其侄子黄绍音在《太史医案初编》中，多次对黄宫绣的治病医案进行评述。如其在《太史医案初编·卷三下·治族兄太学步丹长文郎字纬呈脚气案》中曰："步丹文郎，在昔幼时，素属火体，病因秋时字希远者于无病进服肥儿丸，内有白术固脾收涩之药，是已与儿脏体之病大不相符，故于秋燥之时即患火热之症。余初望儿颜色，见其一种火象，勃勃外显，势莫能扑。再诊左手肝脉强数短小，而且眼目照耀，迥异寻常。余用泻青汤投服数剂而愈。越月又见脚不可移。医者望门妄断，云脚应服茸、桂方是。余思火体患脚，乌可进用茸、桂以致热益增剧？更诊两尺之脉，浮而且濡，又不敢用苦寒，以致有伤脾胃，惟用杜仲、续断、加皮、米仁、牛膝、车前、防风、萆薢、独活、寄生等药，嘱其日服二剂，以为调治。时有医士药铺，交称此病应用好桂，余曰：'此是卖桂牟利之辈，可勿用之。'会计是药用有百余剂而愈。须知以药治脚，仍看脏体以为分别，不可云脚应补而竟漫无区别于其中也。"黄绍音按："平脏感受风湿脚气，无甚紧要，不必进用偏剂，以致滋病。"

其门人张廷献在《太史医案初编》中，曾多次对黄宫绣治病医案进行评述。如其在《太史医案初编·卷四上·治族太学字亮才令媳吴氏大笑症案》中云："大笑症见，虽曰属火，而火亦有轻重之分，又有火中挟痰、挟滞之殊。岁乾隆丙午亮才与侄元寿共厅而居，房分东西，实住一所。是时元寿内室病见大笑，彼媳吴氏亦见大笑，实奇事也。但此六脉诊得虽洪，而此右关微有动滑，问症亦有食而不消之象。余于连翘、丹皮、赤芍、焦栀清火药中，参用川朴、广皮、枳壳消导化痰之品而笑始除。余叹共一笑症，而伊媳之火，较于元寿内室之火稍逊，故药不用大寒而用轻清微凉之品以为治疗。盖痰除则心明，火除则心定，心定而笑自止。于此知笑而症不同，治亦各别如此。"张廷献按："此痰食与火交炽发笑症也，治当清火化痰消食为主，但痰非是大火大热之当进用牛黄、胆星，止用寻常化痰除湿之药，使其脾胃不致受累。"

其侄子黄绥之在《太史医案初编》中，多次对黄宫绣治病医案进行评述。如其在《太史医案初编·卷五下·治房叔字谦若脚患天花疱案》中记述："天花疱一症，初生即见形如汤烫作疱，破即浆水成疮。此多由于毒气客于皮肤，搏于气血而生。故其治总不越乎生地、升麻、山栀、蓝叶、大黄，外用猪油入药煎熬去渣，将油涂于患处。但疱发在下部，而疱不赤，并诊其脉，而脉或见不数，则药又当改易。岁乾隆辛未，余有房叔字谦若者，因两脚偶犯天花疱一症。余止据渠之脉而见浮濡无力，其疮之晕亦不甚红，兼察所见兼症，则有身重懒怯之弊，因用独活一钱、防风一钱、连翘一钱、赤芍八分、茯苓二钱、泽泻八分、苍术一钱、米仁二钱、川朴一钱、虫蜕五个。当服一剂而疱其即除矣。此是疱发在下，治应如斯。若果通身皆见，疮赤作烧，并脉浮洪而数，则治自当遵古所用生地等药，煎油外擦，并可煎水内服。故病在人随症变化，分其轻重以为调治可耳。"黄绥之按："疮晕既白，脉更见濡，其湿明矣。但此只是微湿微热，而不可作大湿大热以疗，故其用药，亦属斟酌不苟。"

晁雯在《太史医案初编》中，对黄宫绣医案进行评述。如《太史医案初编·卷一下·治苏州府阊门外二马头姓马字某某痧痹案》中云："余昔乾隆庚寅经商苏州，寓于阊门外二马头姓马老妇楼栈，邻有一位亦是姓马，见余在于楼栈集书。一日伊发寒痧，手足牵引而痹，腹中绞痛，其痛喜手檫案，大便不通，小便亦涩，上则呕吐痰水不止。是地俱云是痧，屡用梳刮不愈，乃更进用痧药，而痹与痛仍在尔，只得唤余诊视。余见六脉沉迟，且思诸呕症见肚腹绞痛，并喜手按，大便不通，手足厥逆，此是内外寒痹，似非痧药及刮可愈。当取余身带有备急丸，连痧药交进，则痧立时外解，而大便亦通。否则外痹虽除而内气不清，其曷克也？"晁雯按："痧用痧药而效不见，自当旁察兼症以治方是，但大便不通，又有属热属寒之分，此独不用承气而用巴霜，可谓识力俱备。"

其子黄省吾在《太史医案初编》中，对黄宫绣医案也进行了评述。《太史医案初编·卷二上·治族侄字肇禧伤寒并病案》中曰："伤寒惟汉张仲景分门别类，辨之甚详。因其书出已久，几经焚毁，字多豕亥，章句紊乱而不可考，并其文词深奥，历经先贤注解，尚有彼同此异，聚讼纷纭，况属庸医涉猎糊口，乌能探赜索隐，寓目通晓，临证施治而竟无一不效哉？此医之所以难为，而病有非一日可以识者耳。岁乾隆壬午仲冬，族侄肇禧，偶患感冒。问其所苦，则头项背痛，而项几几不舒，诊其脉大而头痛发热俱见。余曰：'此太阳阳明并病也。'余问是否有汗，答曰：'无汗。'余以麻黄、升麻、葛根，嘱其煎汤以治。奈此竟为俗医所笑，病者狐疑不决，复寻一医，云：'此头痛属火，应服栀子、连翘、黄芩、荆芥、薄荷、防风之药。'又问一医：'头项俯而不伸，此非属火，实是阳气下陷。'渠见两医执持不一，又向余问。余曰：'尔既不信，何须再问。'遂竟依单服之，越日云：'昨服之果应，今项稍伸。'余曰：'尔既信服，可再照单服。'至四剂而安。以此知医非易，而仲景之书不可不细考也。"黄省吾按："伤寒太阳阳明并病，如何一医言火、一医言虚，总是未读仲景《伤寒》之书，故但任意猜估者耳。"

清·魏之琇在《续名医类案》中，多处引用黄宫绣医案。如《续名医类案·卷十三·肿胀》记载："黄锦芳曰：'水肿之症，至为繁杂，有风有水，风湿、风痰、风热、风毒，与夫水湿、水气、湿热、食积，诸虚夹杂等症，然总不越以水为害。大约阳脏多热，热则多实；阴脏多寒，寒则多虚。先滞于内而后及于外者多实，先肿于表而后及于里者多虚。小便红赤，大便闭结者多实；小便清利，大便稀溏者多虚。脉滑而不远者多实，脉浮而微细者多虚。形色红黄，声音如常者多实；形色憔悴，声音短促者多虚。少壮气道壅滞者多实，中衰劳倦气怯者多虚。若但肿而不胀，则病在水，而气不坚。凡一切枳实、槟榔、枳壳、丁香、白蔻、故纸、沉香，下气迅利之药，切勿轻投。犹之臌胀在气，则一切升提呆补之药，亦勿轻用也。余族一人病水肿，六脉浮濡满指，而右寸尤甚。按其肿处浮而不起，知其水溢于肺，所服之药，皆破气破血之品，病安得愈。以连翘、栀子、茯苓、泽泻、牛膝、滑石、葶苈、木通、防风、苍术，轻平之药投之，数服而愈'。"

现代，在高学敏主编的普通高等教育国家级规划教材《中药学》中，曾多次引用黄宫绣《本草求真》中的一些中药，如其在《补血药·龙眼》中云："龙眼气味甘温，多有似于大枣，但此甘味更重，润气尤多，于补气之中又更存有补血之力，故书载能益脾长智，养心保血，为心脾要药。是以心思劳伤而见健忘怔忡惊悸，及肠风下血，俱可用此为治。"《补阳药·胡芦巴》记载："胡芦巴，苦温纯阳，亦能入肾补命门，功与仙茅、附子、硫黄恍惚相似，然其力则终逊于附子、硫黄，故补火仍须兼以附、硫、茴香、吴茱萸等药同投，方能有效。"《息风止痉药·全蝎》记载："全蝎，专入肝祛风，凡小儿胎风发搐，大人半身不遂，口眼歪斜，语言謇涩，手足抽掣，疟疾寒热，耳聋，带下，皆因外风内客，无不用之。"《平抑肝阳药·刺蒺藜》记载："宣散肝经风邪，凡因风盛而见目赤肿翳，并通身白癜瘙痒难当者，服此治无不效。"《驱虫药·雷丸》记载："雷丸味苦而咸，性寒小毒，本竹余气所结，得霹雳而生，故有雷丸之号。功专入胃除热，消积化虫，故凡湿热内郁，癫痫狂走，汗出恶风，虫积殆甚，腹大气胀虫作人声音，服之即能有效。"

现代，由盛增秀、陈勇毅、竹剑平、王英主编的《脉学类聚》中，多处引用黄宫绣的《脉理求真》。如其在《脉学类聚·上册·诊脉大法·诊脉部位·寸口》中云："持脉之道，贵乎活泼……若拘泥不通，病难以测。姑以部位论之：如左寸心部也，其候在心与膻中；右寸肺部也，其候在肺与胸中。左关肝部也，其候在肝胆；右关脾部也，其候在脾胃。左尺肾部也，其候在肾部、膀胱、小肠；右尺三焦部也，其候在肾与三焦、命门、大肠。寸上为鱼际，尺下为尺泽。故察两寸而知头面、咽喉、口齿、头痛、肩背之疾，察关而知胁肋、腹背之疾，察尺而知腰腹、阴道、脚膝之疾，此皆就上以候上，中以候中，下以候下之谓也……则病在于上中下者，又不可尽以所见之部拘之矣。部位难拘如此。"又如，在《脉学类聚·下册·诸脉主病主治·浮脉及兼脉主病主治》中曰："浮为虚损不足。凡风暑胀满不食，表热喘急等症，皆有上浮之义。若使浮而兼大，则为伤风；浮而兼紧，则为伤寒……然总不越有力无力、有神无神以为区别。若使神力俱有，是为有余，或为火发，或为气壅，或为热越，可类推也。神力俱无，是为不足，或为精衰，或为气损，可因明也，岂可概指为表为热乎？"

现代，由盛增秀、陈勇毅、竹剑平、王英主编的《医案类聚》中，多处引用黄宫绣《太史医案初编》中的医案。如《医案类聚·内科医案一·痰饮案》云："岁乾隆己酉秋，余在铅山县车盘，有一姓张字敬亭者，病患痰气上涌，喘如雷鸣。痰则雪白如银，涌如泉出。诊其六脉，洪数有力，而左独甚。问其饮食，亦不甚思，口亦不渴，惟舌多苔而滑，肚腹自脐至胸，其热异常，反复颠倒，夜不克卧。医者每执痰白属寒，应进广半、川朴化痰。余曰：'非也，一服则命不可保矣。'凡审病症，须兼众症与脉同审，不可专指痰白一症为论。若痰白而见气缓不促，脉数无力及脉软滑，其白应作寒看。今则六脉皆数，非火如何？又痰白见胸腹不热而和，其痰之白，亦作寒看，今竟自脐至胸，有如火烙，非火如何？又痰气喘不急，痰出甚缓，其痰之白亦作寒看，今竟喘如雷鸣，细玩急迫之极，非火又如何？正如釜下火急，釜中之水，被火逼迫上浮，沸为白沫，斯时若不扬汤止沸，何以止其火势上浮之暴？故宜急用六味地黄丸以滋肾水而收火浮。当服一剂而痰仍沸，又服一剂而沸略消，更服一剂以至多剂，而痰之沸始除。但白痰之症，属寒居多，属火甚少。苟能如此分辨，则是寒是火，自不致有鱼目之混。噫！医之道微矣。"又如，《医案类聚·内科医案一·痢疾案》中曰："痢疾既久，阴必受伤，故书载有下多亡阴之说。奈今医士只见有潮，即用柴胡，又剿喻嘉言治痢云有逆舟挽回之法，使邪仍归少阳而出，讵知下久伤阴，伤则阴中之火必致上升而潮愈起，非是外邪仍在，内陷于阴而令可从外出也。况外邪陷未过甚，则舟可挽，若已甚矣，亦不能以即出。犹之贼在门首可除，若至登室，必从内夺，岂能驱之外出？世有好奇眩异，谓彼已读喻嘉言书，论之可邀人听，究之内外不分，虚实罔别之为误耳。况柴胡最动肝火，凡阴虚火动于上者则忌肝主疏泄，凡阴虚泄泻不止者亦忌。岁嘉庆丙辰，余之族弟西翰内室吴氏患痢，先请县城一医妄作疟疾，重用柴胡，致一周夜至圊五六十次，已不奏效而归。复请近地一医，犹执逆舟挽回之法，内中纯用柴胡、黄芩，服之而热益甚，而痢益迫。余见是病痢久阴伤，因劝减其柴胡，添用龟板、阿胶等剂以救真阴。此虽未即见效，却未见甚。越日伊因外家送有牛肚百叶可以治痢，服之可以即止，初服三片似合，而医喜之不胜，云有山中久积牛粪，名为百草霜尤妙，嘱渠服以钱许，乃服未久而病竟尔昏仆，人事不省，肺脉将绝。医方知觉，而用人参挽救。余曰：'牛粪如何妄用？此医自少主见于其中也，速以参进方是。'既而医自告退，余以茯苓、半夏、人参、龟板、首乌、阿胶、牛膝、车前等药，调治数月而愈。一切柴胡升拔之品，概不敢入。于此可见书中所载，须于所见之症，针芥不差，则可收为己用，如于脉证不符，强为扭合则误。"

综上所述，在盱江这片人杰地灵的中医药文化沃土之上，黄宫绣学术思想精深、临床经验丰富，不仅继承和发展了"盱江医学"的学术思想特点，而且对后世临证医学也产生了深远的影响。学术上秉承"求真"精神，追求实事求是的治学态度，突出脉学、本草、脾胃、针灸、喉病的运用，具有明显的"盱江医学流派"特色，是盱江医学理论形成和发展过程中承前启后的一位重要医家。在发展完善其学派学术思想的前提下，提出了新的理论，使中医学说得以不断充实与完善，同时又结合自身的临床经验，丰富了中医临证的诊治理论，对当今中医学术发展具有重要的指导意义。另外，其以"求真"冠名的《脉理求真》和《本草求真》两书，为中医药学谱写了不可磨灭的重要篇章，促进了中医药学术的进步、繁荣和发展。同时，也间接地促进了各地域医学流派的崛起、争鸣与交融，是当代中医学术研究可持续发展不可缺少的重要环节。总之，黄宫绣注重实践与理论相结合，对医学有独到见解的治学精神，为后人深入研究、传承和发展中医药学术、造福人类健康事业具有十分重要的意义。

黄宫绣

参考文献

著作类

［1］黄宫绣.本草求真［M］.北京：人民卫生出版社，1987.

［2］黄宫绣.脉理求真［M］.北京：学苑出版社，2010.

［3］黄宫绣.太史医案初编［M］.北京：中国中医药出版社，2015.

［4］尚书［M］.北京：中华书局出版社，1980.

［5］杨洪校注.中庸［M］.合肥：安徽人民出版社，2002.

［6］郭茂倩编.乐府诗集［M］.北京：西苑出版社，2003.

［7］苏敬.新修本草［M］.合肥：安徽科学技术出版社，1981.

［8］陈嘉谟.本草蒙荃［M］.北京：人民卫生出版社，1988.

［9］龚廷贤.龚廷贤全书医学［M］.北京：中国中医药出版社，1999.

［10］魏之琇.续名医类案［M］.北京：人民卫生出版社，1997.

［11］贾得道.中国医学史略［M］.太原：山西人民出版社，1979.

［12］杨伯峻.论语译注［M］.北京：中华书局出版社，1980.

［13］赵璞珊.中国古代医学［M］.北京：中华书局出版社，1983.

［14］范茂芝.江西抚州概况［M］.海口：海南出版公司，1989.

［15］柳培元.清江县志［M］.上海：上海古籍出版社，1989.

［16］章添元.南城县志［M］.北京：新华出版社，1991.

［17］徐克茂.金溪县志［M］.北京：新华出版社，1992.

［18］杨佐经.临川县志［M］.北京：新华出版社，1993.

［19］徐禹谟，雷文，黄学勋，等.宜黄县志［M］.北京：新华出版社，

1993.

［20］黄涛祺．周易译注［M］．上海：上海古籍出版社，2001.

［21］《中国医籍大辞典》编撰委员会．中国医籍大辞典［M］．上海：上海科学技术出版社，2002.

［22］谷衍奎．汉字源流字典［M］．北京：华夏出版社，2003.

［23］陈荣，熊墨年，何晓晖．中国中医术语集成·中医文献［M］．北京：中医古籍出版社，2007.

［24］高学敏．中药学［M］．北京：中国中医药出版社，2008.

［25］卢星，许智范，温乐平．江西通史·秦汉卷［M］．南昌：江西人民出版社，2008.

［26］陈金凤．江西通史·隋唐五代卷［M］．南昌：江西人民出版社，2008.

［27］杨进．中医经典必读白话解［M］．长沙：湖南科技出版社，2009.

［28］盛增秀．脉学类聚［M］．北京：人民军医出版社，2011.

［29］沈建华．江西文化概论［M］．北京：中央广播电视大学出版社，2012.

［30］胡志方，黄文贤．盱江医学纵横［M］．北京：人民卫生出版社，2012.

［31］盛增秀．医案类聚［M］．北京：人民卫生出版社，2015.

论文类

［1］王健民．黄宫绣与《本草求真》［J］．江西中医药，1983（3）：28-29.

［2］杨卓寅．江西十大名医谱［J］．江西中医药，1983（3）：57-60.

［3］尚志钧．《本草求真》简介［J］．皖南医学院学报，1984，3（1）：43-44.

［4］梅开丰."建昌帮"中药业简史［J］.中华医史杂志，1985，15（1）：36.

［5］杨卓寅.江西十大名医谱（续）［J］.江西中医药，1987（1）：11，14.

［6］朱肇和.黄宫绣与《本草求真》［J］.甘肃中医学院学报，1987（4）：46-47.

［7］尚志钧.历代本草概况（续）［J］.中国医药学报，1987，2（2）：38-39.

［8］杨卓寅.地灵人杰的盱江医学［J］.江西中医学院学报，1988，1（1）：53-55.

［9］黄素英，刘晓庄."盱江医学"形成因素初探［J］.江西中医学院学报，1989，2（2）：13-14.

［10］俞雪如.医林状元龚廷贤与日本汉方医学［J］.上海中医药杂志，1991，22（10）：32-35.

［11］马玉良，蔡武承，骆正熙，等.脊柱复位架治疗胸腰椎压缩性骨折173例报告［J］.中医正骨，1992，4（3）：23.

［12］杨卓寅.《四库全书·医家类》的江西医籍［J］.江西中医药，1992，23（6）：14-15.

［13］杨继军，董进洲.薛立斋灸治疮疡的学术特色［J］.上海针灸杂志，1994，13（1）：36-37.

［14］张昱.《本草求真》评介［J］.江西中医药，1994，25（3）：6，9.

［15］濮正琪.黄宫绣《脉理求真》初探［J］.江西中医药，1994，25（6）：6-7.

［16］濮正琪.黄宫绣本草学说浅析［J］.江西中医药，1995，26（4）：2-3.

［17］詹昌平，吴晋怀.灸治疗疮痈疡临床验案［J］.福建中医药，1996，27（2）：66-67.

［18］何晓晖，傅淑清."盱江医学"形成因素的探讨［J］.中华医史杂志，1998，28（2）：100-103.

［19］高春华，李江秋，徐高柏.《本草求真》的求实之处［J］.中药材，1999，22（6）：312-313.

［20］王炜，秦黎虹.“疔疮实热阳证不宜灸之”之商榷［J］.中国中医药信息杂志，2001，8（9）：9-10.

［21］胡滨.中医学术流派散论［J］.中医文献杂志，2004，22（4）：1-3.

［22］陈勇，孙晓波，张廷模.论《本草求真》对中药功效理论的贡献［J］.四川中医，2005，23（6）：5-6.

［23］林渊.控制单味干姜在复方中功效发挥方向的多因素研究［D］.成都：成都中医药大学，2006.

［24］万少菊.“盱江医学”印象［J］.中医药文化，2007，13（2）：28-31.

［25］张桂菊.补肺法儿科文献研究［D］.济南：山东中医药大学，2007.

［26］梁克玮.呃逆病证的古今文献研究与学术源流探讨［D］.北京：北京中医药大学，2009.

［27］吴新明.中医学“风”的理论研究［D］.北京：中国中医科学院，2009.

［28］蒋宁，刘景超.论龚廷贤预防中风思想［J］.中医研究，2010（1）：79-80.

［29］徐春娟，陈荣，邓棋卫，等.试论王安石变法对中医药的影响［J］.南京中医药大学社会科学版，2010，11（3）：137.

［30］赵黎.《本草求真》临床本草学术思想浅析［J］.山东中医药大学学报，2011，35（6）：523-524.

［31］陈建章，邹来勇.浅谈盱江医家黄宫绣的学术思想及价值［J］.中国中医基础医学杂志，2011，17（4）：377-378.

［32］邹来勇，陈建章，喻国华.盱江医家黄宫绣学术形成及其思想价值探

讨［J］.时珍国医国药，2011，22（3）：689-690.

［33］蒋瑞珂，陈敏.浅谈针灸治未病及其对中风的预防作用［C］.北京：中国针灸学会年会，2011，3257-3260.

［34］张京岚，陈尧，卢家凯.医德培养与做人教育探讨［J］.基础医学教育，2011，13（6）：582-583.

［35］蔡定彬.医德与医术的辨证思考［J］.中国医学伦理学，2011，24（3）：385-386.

［36］董云英，张红蕊.影响中药质量的五大因素［J］.中国医药指南，2011，9（14）：302-303.

［37］权玉，王育，辛泽华，等.道地药材四大怀药及发展前景展望［J］.湖北农业科学，2011，50（15）：3097-3101.

［38］韩邦兴，彭华胜，黄璐琦.中国道地药材研究进展［J］.自然杂志，2011，33（5）：281-285.

［39］陈建章，邹来勇.盱江医学形成因素探析［J］.时珍国医国药，2011，22（10）：2511-2512.

［40］徐春娟，陈建章，陈荣，等.试论盱江医学在中医学术史上的地位和影响［J］.时珍国医国药，2012，23（4）：985-986.

［41］谢强，周思平，黄冰林.盱江流域及盱江医学地域分布今考［J］.江西中医学院学报，2012，24（6）：11-14.

［42］徐春娟，裴丽，陈荣，等.清代医药学家黄宫绣学术思想的现代发掘［J］.时珍国医国药，2013，24（1）：211-213.

［43］徐春娟，裴丽，陈荣，等.试析盱江医学的国际影响［J］.中医杂志，2013，54（4）：273-276.

［44］谢强，周思平.盱江医家医籍及地域分布略考［J］.江西中医，2013，

44（3）：3-7.

［45］谢强，周思平．盯江医家医籍及地域分布略考（续一）［J］.江西中药，2013，44（4）：3-8.

［46］谢强，周思平．盯江医家医籍及地域分布略考（续二）［J］.江西中医药，2013，44（5）：3-8.

［47］徐春娟，陈荣，裴丽，等.盯江医家针灸学术思想初探［J］.时珍国医国药，2013，24（6）：1435-1437.

［48］谢强，黄冰林.盯江医学发展纪年［J］.江西中医学院学报，2013，25（3）：15-22.

［49］何晓晖，葛来安.盯江医家脾胃学术思想述略［J］.江西中医药大学学报，2014，26（5）：1-3，10.

［50］邹来勇，涂国卿，汤群珍.浅析盯江医家医德的价值［J］.中国教育，2014，33（5）：54-55.

［51］何晓晖，徐春娟.传承创新是盯江医学最鲜明的特征（续）［J］.江西中医药大学学报，2014，26（3）：1-4，12.

［52］谢强，卢娜环.盯江喉科流派传衍探析［J］.江西中医药大学学报，2014，26（1）：11-15.

［53］刘晓庄.盯江医学的精气神［J］.江西中医药大学学报，2014，26（1）：1-6.

［54］谢强.盯江医学的区域属性及地域分布研究［J］.江西中医药大学学报，2014，26（1）：7-10.

［55］徐春娟，何晓晖，陈荣等.盯江医学文化探源［J］.中医杂志，2014，55（10）：893-895.

［56］谢强.源远流长的盯江医学—盯江医学发展探寻［J］.江西中医药大

144

学学报，2014，26（2）：1–3.

［57］夏循礼.黄宫绣《本草求真》食物基原本草药物研究［J］.中医研究，
2014，27（2）：64–68.

［58］夏循礼，任俊伟.黄宫绣循证本草学术思想探讨［J］.江西中医药大
学学报，2014，26（4）：8–10，15.

［59］夏循礼.黄宫绣《本草求真》医案研究［J］.中华中医药杂志，2015，
30（1）：23–25.

［60］李思宏，谢强.盱江名医黄宫绣喉症辨治思想探讨［J］.江西中医药
大学学报，2015，27（1）：5–7，11.

［61］李丛.盱江喉科学术特点及成因分析［J］.中医文献杂志，2015，（6）：
34–37.

［62］徐春娟，何晓晖，王河宝.试析盱江医学中的医学独创性［J］.中华
中医药杂志，2015，30（8）：2744–2747.

［63］黄利兴，刘英锋，石强.盱江脉学的成就与特色［J］.江西中医药大
学学报，2015，27（3）：4–6.

［64］何晓晖，李丛，徐春娟，等.盱江名医成才规律探讨［J］.江西中医
药大学学报，2015，27（6）：4–7.

［65］何晓晖，李丛，徐春娟，等.盱江名医成才规律探讨（续一）［J］.江
西中医药大学学报，2015，27（5）：4–6.

［66］谢文强，戴家超，毛穗，等.盱江医家论痰饮［J］.江西中医药大学
学报，2015，27（2）：8–10，12.

［67］何晓晖，谢强，李丛，等.盱江医家医学教育思想探析［J］.江西中
医药大学学报，2015，27（1）：1–4.

［68］徐春娟，葛来安，何晓晖.试述盱江医家的脾胃观［J］.江西中医药，

2016，47（2）：8–11.

［69］何晓晖.盱江医家医德风范赏析［J］.江西中医药，2016，47（9）：3–8.

［70］张安然.盱江医学：薪火相传的国医瑰宝［J］.中国中医药报，2016（8）：1–5.

汉晋唐医家（6名）

张仲景　王叔和　皇甫谧　杨上善　孙思邈　王　冰

宋金元医家（19名）

钱　乙　刘　昉　陈无择　许叔微　陈自明　严用和
刘完素　张元素　张从正　成无己　李东垣　杨士瀛
王好古　罗天益　王　珪　危亦林　朱丹溪　滑　寿
王　履

明代医家（24名）

楼　英　戴思恭　刘　纯　虞　抟　王　纶　汪　机
薛　己　万密斋　周慎斋　李时珍　徐春甫　马　莳
龚廷贤　缪希雍　武之望　李　梴　杨继洲　孙一奎
吴　崑　陈实功　王肯堂　张景岳　吴有性　李中梓

清代医家（46名）

喻　昌　傅　山　柯　琴　张志聪　李用粹　汪　昂
张　璐　陈士铎　高士宗　冯兆张　吴　澄　叶天士
程国彭　薛　雪　尤在泾　何梦瑶　徐灵胎　黄庭镜
黄元御　沈金鳌　赵学敏　黄宫绣　郑梅涧　顾世澄
王洪绪　俞根初　陈修园　高秉钧　吴鞠通　王清任
林珮琴　邹　澍　王旭高　章虚谷　费伯雄　吴师机
王孟英　陆懋修　马培之　郑钦安　雷　丰　张聿青
柳宝诒　石寿棠　唐容川　周学海

民国医家（7名）

张锡纯　何廉臣　陈伯坛　丁甘仁　曹颖甫　张山雷
恽铁樵